...RURGIE & MÉDECINE

MODERNES

CONFÉRENCES PUBLIQUES

FAITES PAR

Le Docteur Aug^{te} GUILLERMET

De St-Germain de Joux

NANTUA

IMPRIMERIE ARÈNE

1896

CHIRURGIE & MÉDECINE

MODERNES

CHIRURGIE & MÉDECINE

MODERNES

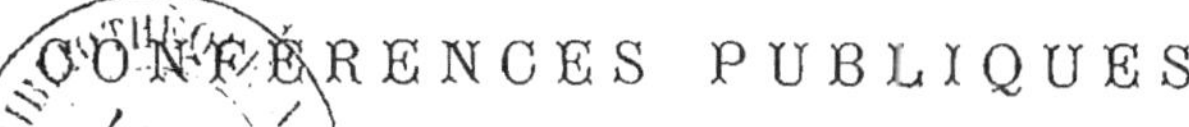

CONFÉRENCES PUBLIQUES

FAITES PAR

Le Docteur Aug^te GUILLERMET

De St-Germain de Joux

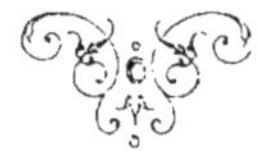

NANTUA

IMPRIMERIE ARÈNE

—

1896

PREMIÈRE CONFÉRENCE

DES PREMIERS SOINS A DONNER A UN BLESSÉ

Moyens pratiques d'arrêter une hémorragie

MESSIEURS ,

Le jour où j'acceptais de donner devant vous ces conférences, je pensais entreprendre une tâche facile.

Mais, en y réfléchissant, j'ai reconnu bientôt que cette œuvre de vulgarisation offrait un écueil redoutable : celui de n'être pas assez simple pour être compris.

En effet, exposer ses idées à des gens de sa profession est chose facile, car on a à sa disposition des termes connus de son auditoire, termes qui disent clairement et d'une façon concise ce que l'on veut exprimer : cette ressource précieuse me manque aujourd'hui.

Et cependant, cette médecine si difficile à exposer à un public extra-médical, même dans ses notions les plus élémentaires, ses détails les plus infimes, tous ont la prétention de la connaître peu ou prou.

Avez-vous malheureusement un enfant malade ? Aussitôt les commères de se réunir autour du berceau où gémit le pauvre petit être, et c'est à celle qui émettra l'avis le plus baroque :

Les unes accusent les *vers* d'être la cause de la maladie, — les vers ! pauvres bestioles le plus souvent bien innocentes, véritables boucs émissaires que l'on charge de toutes les infirmités d'Israël !

Les autres, prenant un ton doctoral, diront : « C'est le malet (*) » et conseilleront d'aller consulter une sorcière plus ou moins authentique, qui leur délivrera comme herbes merveilleuses cueillies au clair de lune, suivant un rite mystérieux, quelques paquets de vulgaire valériane.

Dans une conversation, vient-on à causer d'un malade ? chacun donne un conseil et tire de sa poche un remède qu'il prétend être le seul, l'unique, l'infaillible remède ! Les idées les plus contraires, les plus insensées, sont émises avec une naïveté délicieuse, en un langage moitié français, moitié patois. On se croirait reporté à ces temps bibliques où l'on construisait la Tour de Babel : la sottise humaine s'étale majestueusement à travers cette confusion des langues.

Si, au contraire, il est question de droit, de théologie, oh ! alors, la scène change, tout le monde reste coi et

Imite de Conrart le silence prudent.

A quelles causes, Messieurs, faut-il attribuer cette étrange anomalie en vertu de laquelle chacun se croit *la science médicale infuse ?* A deux, selon moi, dont la principale c'est que tous nous sommes tributaires de la maladie. La santé est un bien si précieux que nous nous intéressons tous, sans exception, aux moyens susceptibles de la conserver ; tandis que les questions de droit, de théologie

---

(*) MALET : Nom donné par nos paysans tantôt au rachitisme, tantôt à l'éclampsie infantile.

n'intéressent que quelques esprits spéciaux et nous laissent, pour la plupart, assez indifférents. La seconde cause c'est la réclame éhontée que font, dans les journaux, certains industriels indignes du nom de pharmaciens.

Ouvrez, en effet, un journal à la quatrième, voire-même à la troisième page, et vous y verrez s'étalant en dessins grotesques, — d'autant plus grossiers qu'ils sont destinés à frapper plus fortement l'esprit public, — une anatomie rudimentaire du système respiratoire ou digestif, concluant à l'achat d'un sirop à la prétentieuse devise, ou promettant la guérison par correspondance des maladies... les moins secrètes. Cette réclame, répétée chaque jour, devient une véritable obsession pour le lecteur, qui finit souvent par être convaincu lui-même, au grand dommage de sa bourse, de l'efficacité de la médication dont il se fait, par suggestion, la réclame ambulante.

Et cependant, Messieurs, malgré cette prétention universelle à la science médicale infuse, vous ne sauriez croire combien rares sont les personnes capables de donner les premiers soins à un blessé. Les unes sont trop émotionnables et ne manquent jamais de s'évanouir à la vue d'un peu de sang répandu ; les autres ne sauraient intervenir utilement à cause de leur ignorance des notions les plus élémentaires de la chirurgie.

Ces notions, pourtant, personne ne devrait les ignorer, car chacun de nous, à un moment donné de son existence, peut être témoin d'un accident mettant en jeu la vie d'un de ses semblables ; et, certes, vous seriez désolé de penser qu'il vous eût suffi d'une toute petite intervention, bien simple, bien facile, pour sauver la vie à un blessé ou tout au moins pour lui conserver un membre.

Loin de moi, Messieurs, la prétention de vouloir faire un cours de médecine : cela regarde les médecins, les professionnels. Ce que je veux, c'est simplement vous donner *une règle de conduite* en face d'un accident ayant déterminé une plaie sérieuse. Cette plaie peut saigner abondamment : il faudra avant tout arrêter, au moins provisoirement l'hémorragie, en attendant l'arrivée du médecin. D'autre part, cette plaie, vous devrez la panser d'une façon spéciale que je vous enseignerai dans une prochaine conférence, et ne point recourir à ces pansements sales, désespoir du chirurgien, dont on est coutumier à la campagne.

Aujourd'hui, je vous dirai seulement quels sont les moyens les plus simples et les plus sûrs de *maîtriser ces hémorragies,* dont beaucoup peuvent tuer en quelques instants, si l'on n'intervient pas immédiatement.

Mais auparavant permettez-moi de vous parler d'une façon très succincte de la circulation du sang ; vous n'en comprendrez que mieux la nature et la gravité d'une hémorragie.

La circulation consiste dans le mouvement continuel du sang dans des tubes élastiques que l'on appelle des artères et des veines. Ce mouvement est imprimé à la masse du sang par la contraction d'une espèce de poche musculaire que l'on appelle le cœur et que, sans trop d'invraisemblance, l'on pourrait comparer à une poire de caoutchouc pleine de liquide et de la grosseur du poing environ.

Cette poche, située dans la poitrine, entre les deux poumons, au niveau du sein gauche, est divisée en quatre poches plus petites par deux cloisons, dont l'une médiane divise le cœur en deux parties, l'une droite, l'autre gauche ; de sorte que l'on peut diviser le cœur en deux : cœur droit et cœur gauche. Le premier ne contient que du sang noir ou veineux ; le second est rempli de sang rouge ou artériel.

Une seconde cloison, perpendiculaire à la première, divise chacune de ces cavités en deux autres; de sorte qu'on a définitivement à considérer dans le cœur quatre parties : les deux inférieures, plus considérables, s'appellent ventricules ; les deux supérieures, oreillettes. L'oreillette et le ventricule d'un même côté communiquent au moyen d'un petit orifice.

Supposons, à un moment donné, le ventricule gauche plein de sang veineux; que va-t-il se passer ?

Le ventricule va se contracter comme une poire de caoutchouc que l'on presserait entre les mains, et cette contraction projettera le sang dans un gros tuyau qui part de ce ventricule, tuyau qu'on appelle « aorte » et dont la forme reproduit assez exactement une crosse épiscopale. De cette artère s'élancent toutes les artères du corps; les unes, prenant naissance sur la partie recourbée de la crosse, iront porter le sang à la tête et aux membres supérieurs; les autres, s'étageant sur la partie descendante de la crosse, alimenteront les organes contenus dans le ventre et les membres inférieurs.

Toutes ces artères sont des tubes élastiques qui transmettront intégralement l'impulsion partie du ventricule, et comme celui-ci ne se contracte que par saccades, quand vous verrez un jet de sang s'échapper d'une plaie d'une façon saccadée par petites secousses correspondant aux battements du cœur, vous saurez de suite qu'il s'agit d'une artère coupée; et, de plus, ce sang sera rouge, car les artères ne contiennent pas de sang noir.

Lorsque ce beau sang vermeil aura parcouru tout le corps en lui abandonnant son oxygène, ses sels, ses sucs, tout ce qu'il contiendra de meilleur, il deviendra *noir*, impropre à la vie, jusqu'à ce qu'il se soit régénéré au contact de l'air. Cette régénération ne pouvant se faire que dans les poumons qui sont pleins de l'air qu'on respire, il est nécessaire que le sang soit ramené à ces organes et voici comment :

Ce sang, qui n'est plus utile à la vie, est repris dans les différents organes par d'autres vaisseaux que l'on appelle « veines », parce qu'ils contiennent du sang noir ou veineux et qui, étant moins élastiques que les artères, ne reçoivent plus le choc saccadé du cœur qui a fini de s'épuiser dans de tout petits vaisseaux que l'on appelle les « capillaires »; de sorte que le cheminement du sang à leur intérieur ne se fait plus d'une façon saccadée, mais d'une manière continue. D'où cette conclusion : lorsque d'une plaie vous verrez s'écouler d'une façon continue, sans secousse, du sang noir, vous pourrez en conclure que c'est une veine qui a été coupée.

Et cette constatation a son importance, car s'il s'agit d'une veine, le sang s'arrêtera bientôt de lui-même de couler, à moins qu'il ne s'agisse d'une très grosse veine, d'une rupture de varice, par exemple ; tandis que les choses se passeront tout différemment si une artère, même relativement petite, a été blessée. Le sang, dans ce cas, ne cessera de jaillir que si vous savez intervenir à propos.

Les veines, dis-je, ramèneront le sang noir au cœur, dans l'oreillette droite qui devient une sorte de réservoir se laissant distendre par le sang veineux, comme une bulle de savon par l'air qu'on y insuffle. Quand cette oreillette sera pleine, elle se contractera et chassera le sang qu'elle contient dans le ventricule droit par le petit orifice qui fait communiquer oreillette et ventricule. Celui-ci, lorsqu'il sera plein, se contractera à son tour et expulsera le sang dans un gros vaisseau qui le conduira aux poumons, véritable fontaine de Jouvence où, au contact de l'air, il se rajeunira, se revivifiera, et de noir redeviendra rouge pas fixation sur ses globules de l'oxygène de l'air.

Du poumon ce sang régénéré gagnera l'oreillette gauche qui, faisant fonction elle aussi de réservoir, se remplira de sang qu'elle videra dans le ventricule gauche, point de départ de la masse sanguine que nous venons de suivre dans une de ses révolutions, — et d'où ce globule rouge, véritable Juif-Errant de la circulation, ne tardera pas à repartir pour recommencer son éternel voyage, aussi long que la vie, à travers l'organisme humain.

Et savez-vous, Messieurs, quel temps met ce globule sanguin pour accomplir le trajet que je viens de vous décrire, oh ! pas bien longtemps, trente secondes environ.

Quant au sang, il est le plus clair de notre capital vital et tous nos efforts doivent tendre à le conserver. C'est pour cela, Messieurs, que je réclame ici toute votre attention, car je vais vous exposer maintenant les meilleurs moyens de le conserver, c'est-à-dire d'arrêter une hémorragie.

Supposez qu'en une chute vous tombiez sur la paume de la main; vous vous ferez quelques écorchures qui saigneront à peine, car il n'y aura eu de déchiré que quelques artérioles superficielles; ce n'est qu'une rosée sanglante, le sang se convertira rapidement en une croûte brunâtre et s'arrêtera spontanément de couler. C'est là le cas le plus simple; il n'exige point que l'on soit grand clerc en chirurgie, puisqu'il n'y a pas d'hémorragie proprement dite, et cependant, dans ce petit fait, il y a un enseignement.

Vous êtes-vous jamais demandé pourquoi, dans ce cas, le sang s'arrêtait spontanément de couler? Pourtant cela n'est pas logique, car l'artère, c'est un tube percé, plein de liquide, et je suis bien sûr que jamais vous n'avez vu un tuyau rempli d'eau cesser de laisser écouler cette eau par son ouverture, tant qu'il en contiendra. C'est que le sang possède une propriété que n'a pas l'eau, celle de se coaguler, de se transformer au contact de l'air en un caillot solide qui fera bouchon et empêchera l'écoulement du sang.

Mais les choses ne se passent pas toujours aussi simplement. Je suppose encore que l'un de vous se fasse au poignet une entaille profonde, soit avec une hache, soit en servant une scie circulaire. De cette entaille jaillit un sang rouge, par jets saccadés : une des grosses artères de l'avant-bras a été coupée; son volume est trop considérable pour que la coagulation du sang suffise à arrêter cette hémorragie.

Il y a péril en la demeure, — il pleut du sang d'une façon inquiétante; — il faudrait beaucoup de calme pour arrêter cette inondation; au contraire, tout le monde perd la tête.

L'un court à la fontaine chercher un baquet d'eau froide; un autre monte au grenier dénicher des toiles d'araignées, et s'il existe une sage-femme dans le voisinage, elle accourt avec son flacon de perchlorure de fer. On trempe donc le bras du blessé dans l'eau froide où il saigne de plus belle ; puis la cueillette des araignées étant faite, on en garnit la plaie sans s'inquiéter si elles contiennent des poussières capables d'infecter la plaie et de produire dans la suite les plus formidables accidents ; et par-dessus le tout, la sage-femme verse consciencieusement son flacon de perchlorure de fer qui cautérisera les bords de la plaie, empêchera sa réunion immédiate et... n'arrêtera rien du tout.

Pendant ce temps, les vaisseaux se vident du sang qu'ils contiennent, — et, certes, ils n'en contiennent pas énormément, — cinq litres environ, — et finalement arrivent ou une syncope ou.... le médecin. Cependant il était si facile d'économiser ce sang précieux, de sauver la vie à ce blessé !

Je suppose toujours que vous ayez dans votre cave une pièce de vin dont la guille se serait échappée. Que feriez-vous ? Sans aucun doute, pour épargner le précieux liquide, vous mettriez de suite le doigt sur l'orifice en attendant qu'on vous apporte un morceau de bois quelconque qui fera office de bouchon.

Pourquoi donc n'agiriez-vous pas de la même façon à l'égard du blessé de tout à l'heure ?

Son artère est un tuyau sur l'ouverture duquel il suffisait de mettre le doigt pour éviter cette pluie sanglante. C'était bien plus simple que les toiles d'araignées, le baquet d'eau froide et le perchlorure de fer : c'était simple, c'est pourquoi on ne l'a pas fait. Gravez-vous donc ceci fortement dans la mémoire, pour vous en servir le cas échéant :

« En cas d'hémorragie, il faut comprimer avec les doigts toutes les fois que la chose est possible. »

Comprimez décidément sur la plaie et non pas à distance, comme je l'ai vu faire bien souvent. Dans une plaie au poignet, comprimez au poignet, et non au voisinage de l'épaule.

C'est ce que fit instinctivement ce soldat de l'armée d'Egypte qui, voyant tomber, au siège de Saint-Jean d'Acre, son officier atteint au cou par une balle ennemie, enfonça les doigts dans la plaie béante pour comprimer l'artère carotide qui avait été coupée, en attendant l'arrivée du chirurgien. Cet officier, qu'avait sauvé la présence d'esprit du brave grenadier, devint une des gloires de la France.

Comprimez donc toujours, comprimez sans cesse jusqu'à l'arrivée du médecin qui posera la ligature définitive. Celui-ci peut se faire attendre s'il demeure loin ; aussi n'exercez sur l'artère qu'une compression modérée, quoique suffisante ; vous éviterez ainsi la fatigue et ne ferez pas inutilement souffrir le patient.

D'ailleurs, cette compression peut se faire très longtemps. Et, à ce propos, je vais vous conter une histoire que j'ai lue jadis dans le livre d'un chirurgien de grand talent :

« C'était, comme tout à l'heure, au temps du premier Empire, alors que les hémorragies étaient pain quotidien. Un général, fort estimé de Napoléon, reçut au pli du coude, à la saignée, un biscaïen qui toucha l'artère : il y aura hémorragie ou gangrène ; l'amputation est indiquée.

» L'Empereur, apprenant la chose, fait appeler son chirurgien particulier qui était Larrey, et lui dit : « Mon cher Larrey, faites tout votre possible pour sauver le bras du général ». Et Larrey de répondre : « Sire, il faudrait pour cela des personnes bien dévouées ,et capables d'un long effort. En comprimant l'artère jour et nuit, peut-être pourra-t-on arrêter l'hémorragie, sans recourir à une amputation. »

Cette conversation avait lieu dans un château voisin du champ de bataille. Les filles de la châtelaine, apprenant qu'un dévoûment était nécessaire, vinrent offrir leurs services qui furent acceptés. Quinze jours durant, elles eurent la force, le courage, la patience de comprimer l'artère, et.... le général conserva son bras.

« En revanche, ajoute ce chirurgien qui a autant d'esprit que de talent, il aurait bien pu offrir sa main ! »

Ce procédé de compression directe est très applicable lorsqu'il s'agit d'un membre ; mais il n'en sera plus de même s'il s'agit d'un de ces saignements de nez incoercibles ou d'une dent continuant à saigner longtemps après son extraction et mettant par l'abondance de son hémorragie la vie en danger. Pour ces cas d'hémorragie, qui se présentent assez fréquemment dans la vie courante, vous avez un excellent moyen de les combattre dans l'eau chaude, — et par eau chaude je n'entends pas seulement de l'eau simplement tiède, mais de l'eau à 50°, c'est-à-dire aussi chaude qu'on peut la supporter en y trempant la main.

S'agit-il d'une dent qui saigne d'une façon inquiétante : remplissez-vous la bouche de cette eau très chaude, renouvelez-la dès qu'elle se refroidit, et cela pendant cinq, dix minutes, autant qu'il en faudra pour arrêter l'hémorragie.

Est-ce du nez que s'échappe le sang ; aspirez par les narines toujours de cette même eau chaude ; et encore, dans ce cas, la compression est-elle possible, car c'est une petite artère située à la partie antérieure du nez, à deux ou trois centimètres de l'orifice des narines, qui est la source de l'hémorragie. Il sera donc possible de la comprimer en serrant fortement les narines, aussi haut que possible, entre deux doigts. En tout cas, ce sera un moyen d'attendre l'arrivée du médecin qui tamponnera ou mieux encore cautérisera cette artériole au nitrate d'argent, et, par ce moyen, l'oblitérera définitivement.

Dans tous ces cas d'hémorragie, quelle qu'en soit la source, il peut arriver que le malade s'évanouisse, tombe en syncope. Que faire en pareille occurence ? D'habitude, si le malade glisse à terre, vous vous empressez de le relever, de l'asseoir sur une chaise et de lui barbouiller le visage de vinaigre en l'appelant des plus doux noms. Malgré tous vos efforts, la syncope se prolonge d'une façon inquiétante, quelquefois même elle est définitive. C'est que vous vous y êtes mal pris.

Si ce blessé s'est évanoui, c'est que son cerveau, anémié par une si grande perte de sang, ne fonctionne plus : il faudra donc ramener du sang à cet organe anémié, et cela est fort simple. Il suffira de coucher le malade soit à terre, soit sur un lit, en ayant soin de mettre la tête plus bas que les pieds. Le sang, obéissant aux lois de la pesanteur, affluera en plus grande quantité au cerveau. Que n'avez-vous donc laissé ce blessé à terre au lieu de le relever pour l'asseoir, il fut revenu bien plus vite à lui-même ! Donc, en cas de syncope, couchez le malade, la tête plus bas que les pieds, et desserrez ses vêtements, surtout au cou, pour que le sang puisse circuler plus librement. Bientôt vous le verrez revenir à la vie.

Ces quelques exemples suffisent, je l'espère à vous indiquer la conduite à tenir dans les principaux cas d'hémorragie qui peuvent, dans la vie, survenir de la façon la plus imprevue. Je crois vous avoir mis dans les mains deux armes défensives excellentes : l'eau chaude et la compression directe. A vous de savoir vous en servir à l'occasion.

Novembre 1895.

DEUXIÈME CONFÉRENCE

MICROBES ET PANSEMENTS

Messieurs ,

Dans une première conférence, je vous ai enseigné les meilleurs moyens d'arrêter une hémorragie, moyens d'attente, il est vrai, mais qui permettent, en cas de grosse hémorragie, l'arrivée du médecin en temps utile.

Aujourd'hui, je vais vous exposer la façon dont vous devez panser une plaie, chose que beaucoup d'entre vous ignorent à peu près complètement.

Que de fois j'ai vu arriver des blessés chez moi, leur plaie recouverte de beurre frais, de saindoux, d escargots visqueux ou de l'antique et populaire cataplasme de farine de lin, le type du pansement sale, réalisant à lui seul toutes les conditions de chaleur et d'humidité favorables à l'éclosion des germes agents de la suppuration ! Et le blessé, étonné de voir sa plaie remplie de pus, de s'écrier candidement : « Je suis cependant d'un bon sang, et j'avais si bien lavé ma blessure ! » Si vous lui demandez de quelle solution antiseptique il a fait usage, il vous répond fièrement : « J'ai lavé la plaie avec mon urine et ma femme qui est nourrice l'a arrosée de son lait ». Je vous avoue, Messieurs, que cette réponse, les premiers temps que je pratiquais la médecine, avait le don de m'ahurir quelque peu ; mais depuis, on me l'a faite si souvent, cette réponse extraordinaire, qu'aujourd'hui je ne questionne plus ; je me contente de flairer la chose, et cours à l'eau chaude, à la brosse et au savon pour frotter énergiquement sur cet enduit visqueux dont le blessé se montrait si fier.

Que de doigts atteints de panaris ont été détruits, estropiés par cet enveloppement dans la farine de lin et les onguents prétendus souverains contre cette affection ! Aussi je crois vous être utile en vous enseignant la manière de faire un pansement vraiment rationnel, scientifique, et dans la composition duquel n'entreront ni escargots ni graisse de blaireau.

Comme l'idée directrice de notre manière de faire, à l'heure actuelle, repose tout entière sur l'étude des microbes, je crois, pour vous faire mieux comprendre ce qu'est un pansement moderne, devoir vous donner auparavant quelques sommaires notions sur ces infiniments petits.

Les microbes sont des organismes si petits qu'on ne peut les apercevoir qu'au moyen de verres qui les grossissent 900 à 1.500 fois. Ils sont à la limite du pouvoir grossissant des instruments les plus parfaits. La longueur de certains d'entre eux égale à peine un millième de millimètre. Ce sont des végétaux que l'on rattache par leur caractère morphologique à la famille des algues les plus inférieures, à laquelle appartiennent ces grandes plantes vertes qui flottent au fond des fontaines.

Parmi les formes si nombreuses, si diverses que peuvent présenter les microbes, il en est deux principales que vous devez connaître : l'une, globuleuse, en forme de point que l'on appelle « microcoque » ; l'autre, en forme de bâtonnet, qu'on appelle

« bactérie ». Lorsque ces bâtonnets sont placés à la suite les uns des autres, on les nomme « baccilles ». C'est ainsi que les germes de la tuberculose et du choléra ayant une forme allongée et se groupant à la suite les uns des autres seront denommés baccilles : baccilles du choléra, baccilles de la tuberculose.

Les microbes jouent un rôle immense dans la nature : ils sont les agents des fermentations et des ultimes putréfactions ; suivant l'expression si énergique et si vraie de Bukland, ils sont « les grands boueurs du monde vivant ».

Comme vous le verrez dans un instant, on les trouve répandus partout à profusion, dans l'air, dans l'eau, à la surface du sol et jusque dans l'intérieur des végétaux et des animaux. Ils y pullulent et s'y reproduisent à l'infini, de façon illimitée, s'ils sont placés dans des conditions favorables à leur développement.

Ce développement se fait suivant deux ou trois modes spéciaux dont le plus habituel est le suivant : Prenons un microbe de forme allongée, un de ces baccilles dont je vous parlais tout à l'heure, et observons-le à l'aide du microscope. Vous le voyez d'abord s'allonger lentement jusqu'à ce qu'il ait atteint le double de sa longueur primitive ; alors, en son milieu, apparaît une encoche qui le creusant de plus en plus finira par diviser le microbe en deux.

Ces deux microbes se diviseront à leur tour, par le même procédé, chacun en deux autres, de sorte qu'on en aura quatre qui à leur tour en donneront huit, ces huit seize, et ainsi de suite suivant une progression géométrique ; de sorte qu'en admettant qu'un microbe exige une heure pour se diviser en deux, à la fin du troisième jour il y en aura non-seulement des milliers, non-seulement des millions, mais bien 47 trillions !

En poids, en admettant que le poids spécifique d'un microbe soit égal à celui de l'eau, au bout de vingt-quatre heures il y en aurait 1/40e de milligramme ; après quarante-huit heures, 442 grammes, et à la fin du troisième jour, 7 millions et demi de kilogrammes. Au bout de cinq jours, les baccilles issus d'un seul germe suffiraient à remplir toute la capacité de l'océan.

Mais pour un développement si prodigieux, il faudrait certaines conditions de milieu, humidité, chaleur, qui heureusement ne se rencontrent jamais ; car ces microbes, de même que les plantes, ne peuvent vivre partout : il leur faut, avec certaines conditions climatériques, un terrain spécial pour se cultiver.

Voilà pourquoi, lorsqu'on veut cultiver un microbe, pour l'avoir en grande quantité afin de mieux l'étudier, on le sème sur des matières où il germe avec une grande facilité, telles que du bouillon de bœuf, de la pomme de terre, de la gélatine, etc... On a soin de tenir ces cultures toujours à une température convenable.

De plus, il y a concurrence vitale entre les microbes : lutte pour l'existence. Ces petites bêtes s'entredévorent tout aussi fraternellement que les grosses bêtes. Si l'on sème plusieurs espèces de baccilles sur le même bouillon, on voit souvent une de ces espèces se développer en masse et d'une façon énergique, alors que les autres semblent étouffées et endormies.

Pour vous démontrer la nécessité d'un terrain favorable, je vais vous citer un exemple bien frappant.

Dans la bouche, nous avons tous, à l'état de santé, un certain nombre de microbes, entre autres les microbes qui font le pus des abcès et le microbe qui est cause de la fluxion de poitrine, de la pneumonie. Et cependant, nous n'avons pas tous pour cela forcément des abcès et des fluxions de poitrine. Et pourquoi? parce que notre organisme leur résiste et ne leur offre pas un terrain favorable où s'ensemencer. Savez-vous comment résiste notre organisme, lorsqu'il est attaqué par ces infiniments petits ? Il résiste d'une façon tout simplement admirable. C'est un véritable drame que je vais vous conter.

Nous avons des vaisseaux qui ne sont ni ces artères, ni ces

veines dont je vous parlais l'autre jour ; mais ce sont des vaisseaux plus petits qui ne contiennent ni sang rouge ni sang noir, mais du sang à globules blancs qu'on appelle la « lymphe ». Ces vaisseaux, ce sont les « lymphatiques ». Sur leur trajet se trouvent des « glandes », des ganglions, qui sont de véritables éponges dont les mailles sont remplies de ce sang blanc. Ce sont ces globules blancs qui sont chargés de nous défendre contre le microbe envahisseur et de l'empêcher de se précipiter en notre organisme comme en une terre promise.

Supposez les germes du pus, de l'infection purulente, se déposant sur une plaie récente de la main, plaie qui leur est une porte d'entrée grande ouverte sur notre organisme, que va-t-il arriver ?

Vous verrez la main enfler rapidement et la peau rougir, s'enflammer sur tout le pourtour de la plaie.

D'où vient cette rougeur ? Ce sont les vaisseaux qui se dilatent pour amener par leur calibre agrandi plus de globules à la rescousse de l'organisme attaqué. De toutes les parties du corps « les bataillons globulaires » arrivent au pas gymnastique. La lutte est engagée.

Les microbes envahisseurs sécrètent de véritables poisons que l'on appelle des « toxines » et dont ils se servent comme armes offensives. La pénétration de ces poisons dans le sang détermine une élévation de la température du corps. C'est alors la fièvre avec son cortège de grands frissons, annonçant que l'ennemi fait des progrès, qu'il a franchi les frontières représentées par la plaie et qu'il pénètre dans la place.

Les ouvrages avancés sont aux mains de l'ennemi ; l'élite de nos défenseurs a succombé ; la situation est grosse d'inquiétudes. Que va devenir notre blessé ?

La bataille n'est point encore perdue, car nous avons à mettre en ligne la réserve, — les vingt-huit jours, — réserve constituée par les globules blancs dont je vous parlais tout à l'heure. Ces grandes traînées rouges que vous voyez se dessiner le long du bras, ce sont les routes suivies par nos réservistes, ce sont les vaisseaux lymphatiques où se livrent maintenant la bataille. Ces ganglions qui apparaissent douloureusement sous l'aisselle, ce sont des forteresses pleines de globules blancs, soldats prêts à se défendre d'une manière énergique, mais bizarre.

Savez-vous, en effet, la manière de combattre de ces « cuirassiers blancs »? Regardez sur la lamelle d'un microscope ce qui s'y passe lorsqu'on y porte un morceau de tissu enflammé. Vous voyez les globules blancs entourer, cerner les microbes ; s'ils sont les plus forts, ils les absorbent, les digèrent ; s'ils sont les plus faibles, vous voyez le microbe traverser ce cercle d'ennemis, puis poursuivre sa marche agressive.

Quelquefois, malgré cette résistance héroïque des globules blancs et des ganglions, l'état du blessé s'aggrave rapidement. La territoriale, représentée par la robustesse du malade, son fort tempérament, son système nerveux, vient bien au secours de la réserve, mais.... ce n'est que de la territoriale !

Væ victis ! malheur aux vaincus. Le délire arrive, le malade bat la campagne, et.... la campagne est perdue. Le microbe a été le plus fort : il a tué l'individu.

Supposez qu'à un moment donné un refroidissement vienne affaiblir votre organisme ; ces microbes de la fluxion de poitrine, que nous avons naturellement dans la bouche, se développeront, grâce à cette diminution de notre résistance. Des frissons, un point de côté, des crachats mélangés de sang traduiront cet envahissement des microbes, et la fluxion de poitrine sera constituée.

D'où viennent, Messieurs, ces ennemis redoutables qui nous entourent et guettent l'instant favorable de pénétrer dans la place? Sont-ils formés de toutes pièces au moyen de substances minérales ou organiques, ou proviennent-ils d'éléments semblables à eux?

Cette question a suscité à son heure une lutte épique entre

Pasteur, qui soutenait que tout œuf provient d'un œuf, qu'un microbe provenait toujours d'un autre microbe, et d'autres savants, tels que Pouchet, Peter, qui, eux, voulaient qu'un microbe naquît de toutes pièces, sans qu'il fût nécessaire qu'un autre microbe lui donnât naissance.

Pasteur a démontré, par cette expérience demeurée célèbre et que je vais vous citer, « qu'un microbe provenait toujours d'un autre microbe ».

Cet illustre savant prenait deux ballons terminés par un col allongé. Dans les deux ballons il mettait du bouillon de bœuf, milieu où les microbes peuvent se développer très facilement.

Ce bouillon avait été préalablement porté a l'ébullition et de la sorte privé de tous les germes qu'il aurait pu contenir.

Dans le goulot d'un de ces ballons, Pasteur mettait un tampon de ouate qui servait à filtrer l'air et à retenir les microbes, et le bouillon de ce flacon ne fermentait pas, il se conservait indéfiniment, tandis que le bouillon de l'autre ballon qu'on avait laissé ouvert se troublait et se corrompait.

Donc, la fermentation, c'est-à-dire le microbe n'avait pu naître spontanément dans le premier flacon, comme le prétendaient les adversaires de Pasteur, et pour qu'il y eût fermentation dans le second flacon, il avait été nécessaire qu'un microbe y tombât de l'air ambiant.

De cette expérience nous pouvons également conclure qu'un microbe ne peut naître spontanément sur une plaie ; si cette plaie contient des microbes, il faudra nécessairement que ce microbe y ait été apporté.

Le microbe pourra provenir de l'air ambiant. L'air, en effet, contient presque toujours des quantités considérables de microbes ou des germes de microbes. En aspirant de l'air à travers un tube contenant un tampon de ouate , on trouve toujours, au bout de quelques heures, ce tampon rempli de germes. En recueillant un filet d'air sur une lame de verre enduite de glycérine, on peut y compter les microorganismes que l'air contient.

En transportant ses ballons à diverses altitudes, Pasteur démontra également que ces microbes de l'air diminuent à mesure que l'on s'élève au-dessus du sol ; à 2.000 mètres, l'air est à peu près pur de microbes. C'est pourquoi vous entendez des médecins conseiller aux poitrinaires l'air pur des hautes montagnes, ce qu'on appelle « les climats d'altitude ».

Quand il pleut, la pluie charge ces germes d'humidité, les alourdit et les précipite sur le sol ; et si vous avez remarqué combien l'air est pur, combien les montagnes se voient nettement après une pluie, c'est que toutes les poussières sont tombées et que la lumière brille de tout son éclat sans être arrêtée, tamisée par ces obstacles.

Tous les objets placés dans l'air ou sur le sol sont ainsi recouverts de microbes, et souvent des espèces microbiennes les plus redoutables. Aussi suffit-il d'un grain de sable, d'un poil placé dans une plaie pour devenir le point de départ d'une culture microbienne, qui donnera lieu à des accidents aussi variés que redoutables.

D'où cette conclusion : « Ne laissez jamais une plaie exposée à l'air ». Recouvrez-la d'une matière qui filtre l'air et empêche la pénétration des germes. Cette matière, vous l'avez dans le coton qui est un admirable filtre ne laissant passer aucun microbe, pourvu toutefois qu'il soit en épaisseur suffisante. Mais il faut que ce coton, au moment où on l'applique sur la plaie, ne contienne pas des germes dans ses mailles. C'est pour cela que vous voyez le chirurgien n'employer qu'un coton spécial qui a été privé de tout germe par son passage à l'étuve, sorte de boîte où la température est portée à 150°, température où meurent tous les microbes connus.

Pratiquement, vous pourriez fabriquer vous-mêmes de ce coton en le portant dans le four où l'on cuit le pain, aussitôt qu'on a retiré ce dernier. Vous aurez du coton peut-être un peu roussi, mais qui n'en sera pas moins stérile.

Souvent, pour augmenter la puissance de ce filtre, on y incorpore des substances qui tuent les germes telles que l'acide phénique et le sublimé. On a alors du coton phéniqué, du coton su¡bmé.

Ce coton sera renouvelé dès qu'une tache apparaîtra à la surface du pansement, car, pour être un bon filtre, il est nécessaire que le coton soit sec. Dès qu'il est mouillé par les liquides provenant de la plaie, les germes peuvent remonter la veine liquide et pénétrer sous le pansement.

« L'eau » contient également un nombre considérable de microbes. Si prise à la source l'eau est infertile, il n'en est plus de même à une petite distance de son point d'émergence. Mais c'est dans les eaux stagnantes ou dans les eaux des fleuves, lorsqu'ils ont traversé des villes et se sont chargés de détritus de toute nature, que l'on rencontre surtout des germes innombrables. Il suffit, en effet, d'en déposer une goutte sur un bouillon stérilisé pour voir s'y développer de riches cultures. D'après Miquel, un savant qui s'est beaucoup occupé de cette question, un litre d'eau de puits contient 248.000 microbes. Un centimètre cube d'eau de bonne fontaine donne naissance à de nombreuses colonies microbiennes.

Donc, Messieurs, « ne vous servez jamais d'eau ordinaire pour laver une plaie » ; purifiez-la par l'ébullition prolongée qui détruit les germes. Faites bouillir cette eau à gros bouillons pendant une heure et vous aurez un liquide suffisant pour le lavage des plaies. Si vous avez à votre disposition de l'acide phénique ou du sublimé, ajoutez à un litre de cette eau deux cullerées à soupe d'acide phénique ou un gramme de sublimé, et vous aurez, en cette dernière solution que je vous recommande tout particulièrement, un liquide qui tue tous les germes connus en une minute.

Dans tous les ménages, on devrait avoir cette précieuse solution de sublimé qui remplacerait très avantageusement l'eau d'arquebuse que l'on trouve partout. Seulement, ayez soin de fermer à double tour l'armoire où vous la déposerez, car cette solution a malheureusement un inconvénient, c'est de se comporter comme un poison violent, quand, par mégarde, on en absorbe une certaine quantité. Pour plus de sûreté, le pharmacien colorera cette solution en bleu avec quelques gouttes d'indigo ; sur la bouteille, il écrira le mot redoutable de « poison », et, avec un tel luxe de précautions, une grave méprise ne sera plus à redouter ; le seul inconvénient du sublimé aura disparu.

Les microbes sont très nombreux « dans les couches superficielles de la terre » qui contient, entre autres, un microbe terrible, le microbe de l'effrayant « tétanos ». Aussi n'en lavez que plus soigneusement une plaie souillée par de la terre, surtout si cette plaie est profonde, anfractueuse, car ce baccille aime les profondeurs où l'air est rare. C'est pourquoi on ne voit jamais un accès de tétanos survenir à la suite d'une simple écorchure de la paume de la main faite en tombant sur le sol : l'oxygène de l'air s'oppose à la pullulation de ce microbe.

Cette dissémination des germes dans l'air, dans l'eau et à la surface du sol nous démontre *a priori* qu'ils doivent normalement exister à la surface de notre organisme, « sur la peau ».

Donc, avant de toucher à une plaie, ayez grand soin de vous laver les mains à l'eau chaude, aussi chaude que vous pourrez la supporter, car les microbes détestent les hautes températures, autant qu'un Européen transporté au Sénégal. Servez-vous de savon qui enlève les corps gras sous lesquels pourraient se cacher les germes. Savonnez toujours, savonnez sans cesse, afin que votre peau soit nette. Je vous recommande tout spécialement le dessous des ongles, qui sont de véritables repaires de pirates, surtout lorsqu'ils sont « en deuil ». Puis, après ce savonnage à l'eau chaude, si vous avez toujours à votre disposition cette précieuse solution de sublimé dont je vous parlais tout à l'heure, trempez-y

les mains trois ou quatre minutes, et vous aurez grande chance de
ne point inoculer au blessé soit du pus, soit un érysipèle.

Nos cavités naturelles, « le nez, la bouche », contiennent aussi
des microbes ; aussi jamais, au grand jamais, ne lavez une plaie
avec la salive. Il est vrai qu'on a soutenu que celle-ci était légèrement antiseptique, grâce à une très minime quantité de sulfocyanure
de potassium qu'elle contient, mais ne vous y fiez pas. Il est vrai
que l'urine, à sa sortie de la vessie, est privée de germes, mais
c'est un milieu de culture excellent pour les microbes, et aussitôt
émise, elle cultive. Ne vous servez donc pas de ce liquide répu-
gnant.

En résumé, pour panser une plaie, voilà la conduite à suivre :

1º Se laver soigneusement les mains au savon et à l'eau chaude,
en soignant surtout les ongles. Ces mains, une fois lavées, ne devront
rien toucher que la plaie, car elles pourraient se charger de germes
au contact d'un objet quelconque ;

2º Laver la plaie avec de l'eau bouillie simple ou dans laquelle
vous aurez mis acide phénique ou sublimé. A la rigueur servez-
vous d'eau-de-vie qui est légèrement antiseptique ;

3º Recouvrir ensuite la plaie de coton stérilisé à la chaleur du
four où l'on cuit le pain, ou mieux encore du coton phéniqué que
l'on trouve tout préparé chez les pharmaciens. Mettez ce coton en
épaisseur suffisante pour qu'il filtre bien l'air et changez-le dès
qu'une tache apparaîtra à l'extérieur.

C'est grâce à cette excellente méthode de pansement que la
chirurgie moderne a fait tant de progrès. Le temps n'est pas loin
encore où l'on n'osait pas ouvrir un ventre ou une articulation, à
cause de cet effroyable pus qui suintait de toute plaie et infectait
l'opéré. Certaines opérations devenues aujourd'hui courantes étaient
rangées « parmi les attributions de l'exécuteur des hautes œuvres ».
Ce pus était la terreur des chirurgiens d'autrefois, ce qui faisait

dire à l'un des plus grands d'entre eux, à Nélaton : « Il faudrait
élever une statue en or à celui qui trouverait le moyen de nous
préserver du pus ».

Cette statue d'or, c'est un chirurgien anglais, Lister, d'Edim-
bourg, qui l'a méritée, en nous enseignant à nous préserver des
germes de l'infection purulente par un pansement analogue à celui
que je vous ai conseillé. Aujourd'hui, plus de microbes sur la
plaie, partant plus de pus.

Vous ne sauriez vous imaginer combien ce savant a bien mérité
de l'humanité. Vous ne vous figurez pas combien cette terrible
infection purulente fauchait de vies dans une année ! La moindre
opération entraînait la mort.

Ecoutez la parole d'un chirurgien témoin de cette époque tragique, du professeur A. Reverdin, de Genève :

« Ce que je vois encore dans mes souvenirs de jeune chirurgien,
» ce sont ces frissons terribles secouant le lit de malheureux
» blessés couchés à côté de ceux qui allaient tout à l'heure subir
» le même sort. Je me souviens encore du professeur Sédillot, le
» grand chirurgien d'armée, l'illustre professeur de l'école militaire
» de Strasbourg.

» Sédillot, après la bataille de Wœrth, fit une conférence, un
» certain soir, dans la salle basse de l'hôtel du Sauvage, à Hague-
» neau.

» Pendant ce temps, Strasbourg brûlait ! Il nous tint longtemps
» sous le charme de sa parole magistrale et développa, avec un
» talent peu ordinaire, certain mode de traitement pour les am-
» putations de cuisse.

» A quelques jours de là, je le rencontrai sur la grande place
» et lui demandai des nouvelles de ses amputés de cuisse. « Mon
» ami, me répondit-il, j'en avais dix ; neuf sont morts et le
» dixième va très mal ! »

Voilà, Messieurs, comment cela marchait ! Aussi l'on comprend l'enthousiasme d'un chirurgien allemand Nüssbaum, de Munich, écrivant : « Il faut avoir constaté le triste état de ma clinique » et l'avoir vu disparaître comme par miracle par l'emploi du » pansement de Listér, pour comprendre tout ce que nous devons » à ce dernier. Le témoin de tous ces faits voudrait diriger vers le » ciel son regard reconnaissant et, avec des larmes de joie, pro-» clamer bien haut que le plus grand des progrès a été fait en » chirurgie.

» Grâce à Lister, des milliers de malades sont arrachés à la » mort, dont, sans lui, ils eussent été les victimes.

» Des milliers de malades sont guéris en peu de jours alors » qu'auparavant ils n'auraient quitté le lit qu'avec des membres » mutilés et après des souffrances sans fin. »

N'oublions pas, parmi les précurseurs de Pasteur et de Lister, un de nos compatriotes, Gaspard, médecin à St-Etienne en Bresse, qui, au commencement du siècle, en 1822, avait déjà entrevu la théorie des germes et de leurs toxines qu'il appelait des « poisons putrides ». En injectant des liquides putrides dans les veines des animaux, il fit les premières expériences sur l'infection purulente.

Si, Messieurs, après cette conférence, vous retenez ces deux grands noms : *Pasteur* et *Lister,* c'est-à-dire la notion des microbes et la façon de les combattre, je regarderai mon temps comme bien employé et me retirerai content d'avoir rendu service à mes concitoyens.

Décembre 1895.

TROISIÈME CONFÉRENCE

MICROBES ET MALADIES

DE LA CONTAGION ET DE LA DÉSINFECTION

MESSIEURS ,

Je vous ai montré, dans ma dernière leçcn, le rôle protecteur des globules blancs qui, préposés à la garde de nos tissus, ont la faculté d'englober les microbes et, véritables égoutiers de la circulation, de faire disparaître leurs cadavres. Je vous ai également fait entrevoir la façon d'agir des microbes, l'importance de leurs sécrétions. Ces ouvriers de la mort sont de savants chimistes. Les toxines qu'ils élaborent paralysent les vaisseaux lymphatiques, les empêchent de se dilater et d'amener, par leur calibre agrandi, les globules blancs destinés à nous défendre contre l'envahisseur. Ce sont ces poisons qui, agissant sur le système nerveux, produisent la fièvre, les hémorragies, l'albuminurie, e délire des maladies infectieuses.

Ce sont également ces toxines qui, chose inattendue, surprenante, servent à fabriquer les sérums vaccinateurs. Le microbe nous fournit lui-même des armes pour le combattre. Savez-vous, en effet, comment Roux est arrivé à fabriquer son sérum anti-diphtérique ?

Il cultive le baccille de la diphtérie dans du bouillon où, pendant trois semaines, ce baccille sécrétera ses poisons. A ce moment, la culture est suffisamment riche en toxine pour être employée. Il la filtre sur un filtre spécial en porcelaine qui retient les microbes et ne laisse passer que leurs poisons, dont on atténue la violence en leur ajoutant un tiers d'une solution iodurée.

Il commence par injecter sous la peau d'un cheval un quart de centimètre cube de cette toxine atténuée ; puis il augmente progressivement la dose en diminuant la quantité d'iode pour arriver finalement à l'injection de toxine pure.

Le moment est alors venu de saigner le cheval ; on lui retire un litre de sang qu'on laisse reposer dans un vase stérilisé. Ce sang ne tarde pas à se diviser en deux couches : la partie inférieure est solide, c'est le caillot ; la partie supérieure est liquide, d'une belle couleur jaune, c'est le sérum qui servira à combattre la diphtérie.

En ce moment, dans les laboratoires, une foule de travailleurs sont à la recherche d'autres sérums : sérum contre la tuberculose, sérum contre l'infection purulente, sérums contre toutes les maladies infectieuses. Il n'est point douteux que, dans un avenir qui ne peut être éloigné, chaque maladie microbienne aura son sérum antitoxique comme la diphtérie, son vaccin comme la variole.

Mais en attendant cet âge d'or de la médecine, je crois utile de vous enseigner brièvement les sources de contagion de ces maladies parasitaires ; lorsque vous les connaîtrez, il vous sera plus facile de les éviter. Nous sortons du domaine de la chirurgie pour entrer de plein pied dans celui de l'hygiène.

Les germes n'habitent pas seulement l'atmosphère, le sol, les eaux ; on en rencontre sur les meubles, les rideaux, les tapis, les planchers, les murs et surtout sur les objets qui ont eu « contact » avec des malades et ceux que la poussière recouvre. Certains de ces germes élisent domicile dans le corps même des animaux. Le baccille du tétanos, dont je vous parlais l'autre jour, habite l'intestin du cheval et de la vache. Les mouches elles-mêmes peuvent contenir un baccille, et non le moins terrible, celui de la tuberculose.

La bactéridie du charbon se rencontre dans les « vers de terre » dont le rôle a été mis en lumière par Pasteur.

Il existait autrefois, en Beauce et en Sologne, des pâturages néfastes aux troupeaux de moutons qu'on y menait paître, car le charbon ne tardait pas à apparaître et décimait les malheureux animaux. C'est pourquoi on les appelait « Champs maudits ».

Pasteur, frappé de cette étrange coïncidence, se mit à l'étude et bientôt il put démontrer que ces pâturages redoutés des bergers étaient des champs où l'on avait enterré autrefois des animaux morts d'affection charbonneuse, dont le germe est très vivace. Les vers de terre se chargeaient de ces germes et es rapportaient avec leurs excréments à la surface du sol. Les moutons, qui venaient y brouter, se piquaient aux lèvres avec des herbes dures et s'inoculaient ainsi le germe du charbon. Aussi ces épidémies que le peuple attribuait à des causes mystérieuses, terrifiantes, disparurent-elles complètement le jour où l'on prit de plus suffisantes précautions en enterrant profondément les animaux morts de cette affection et en recouvrant de chaux leurs cadavres.

Les foyers de putréfaction sont capables de servir de lieu d'éducation où se perfectionne la virulence des germes. Un microbe qui n'était pas à redouter auparavant peut devenir plus méchant, plus virulent, si on le transporte sur des fumiers où l'on jette tous les détritus les plus favorables à son développement intensif.

C'est pourquoi nous devons éviter d'accumuler au voisinage de nos habitations ces tas d'immondices en fermentation, ces dépôts de fumiers qui font de certains villages, selon l'énergique expression de A. Layet, « de véritables latrines publiques ».

Enfin, Messieurs, il y a l'homme lui-même qui porte des bactéries en son organisme : son tube digestif, son intestin, ses poumons sont remplis de microbes qui veillent, n'attendant qu'une occasion favorable pour envahir. Je vous ai cité, l'autre jour, les baccilles de la pneumonie et du pus, hôtes habituels de la bouche des gens les mieux portants. Je pourrais y ajouter les germes de la diphtérie. et un baccille, hôte normal de l'intestin, baccille pas du tout banal, en ce qu'à lui seul, suivant les circonstances, il peut faire ou une méningite, ou une pneumonie, ou une pleurésie, ou des abcès, voire même peut-être de la fièvre typhoïde. Comme vous le voyez, ce fonctionnaire de l'intestin exerce impunément le cumul. Cette profusion des germes dans l'organisme humain a fait dire à Verneuil : « L'homme est une ménagerie à microbes et un foyer de productions de substances délétères. »

Ainsi, parmi les microbes, il en est qui sont en dehors de nous, d'autres qui sont en nous. Comment va se faire la contagion? car il ne suffit pas de savoir où sont les germes, il faut également savoir comment ils pénètrent en nous.

Cette contamination peut avoir lieu par simple contact ; les linges, les vêtements, les ustensiles de cuisine, de table, les objets de toilette, tout cela est capable d'introduire le germe. Certaines professions sont plus exposées que d'autres à contracter certaines maladies. Les bergers, les bouchers, les tanneurs s'inoculent plus aisément que d'autres le charbon, les vétérinaires la morve, les médecins la diphtérie.

Le médecin lui-même peut être une source de contagion, si avant de panser une plaie ou de faire une opération, il ne prend pas ces minutieux soins de propreté que je vous ai enseignés dans ma précédente conférence. De même en est-il des sages-femmes ; et, à ce propos, je tiens essentiellement à combattre une erreur très répandue dans nos montagnes. Une accouchée vient-elle à avoir la fièvre ! Aussitôt on en accuse la montée du lait ; c'est, dit-on, la « fièvre de lait ». Eh bien, Messieurs, le lait est aussi innocent que le nouveau-né qu'il est destiné à nourrir. S'il y a fièvre, c'est que des toxines ont été sécrétées par des microbes, et comme les microbes ne viennent pas tout seuls, il faut nécessairement qu'ils aient été apportés, et par qui si ce n'est par la sage-femme? Et cela est si vrai que le Parlement a voté une loi imposant aux sages-femmes l'usage du sublimé. Donc, si une accouchée a de la fièvre, n'en accusez point le lait, mais la sage-femme. Quand celle-ci saura que le public connaît le vrai coupable, elle se lavera plus soigneusement les mains et n'inoculera plus à ses accouchées ces fièvres puerpérales qu'on devrait pouvoir rayer à tout jamais du nombre des maladies.

Méfions-nous surtout des excrétions des malades ; le sang, la salive, les expectorations, les vomissements, les selles, l'urine, devront être tenus pour suspects et, par conséquent être soigneusement désinfectés. Dans la tuberculose, c'est surtout le crachat qui est dangereux ; dans la fièvre typhoïde, ce sont les matières fécales.

Le lait, les viandes, les fruits, les légumes peuvent également faire pénétrer dans nos organes des parasites d'ordre divers. Le lait de la vache dont la mamelle présente des ulcérations tuberculeuses peut conférer la tuberculose. On a même dit que ce lait de vache pouvait servir de véhicule au germe encore inconnu de la scarlatine. Dans les poussières qui recouvrent les grappes de raisins, on a découvert un grand nombre de baccilles de la tuberculose. Aussi serait-ce une sage précaution de toujours faire bouillir le lait et de laver les fruits avant de les manger.

Les viandes qui ont subi un commencement de putréfaction peuvent déterminer de véritables empoisonnements, et vous n'êtes sans doute pas sans avoir lu dans les journaux les accidents qui surviennent, de temps à autres, dans une caserne, dans un bataillon, à la suite de l'ingestion de viandes malsaines.

Les viandes d'animaux peuvent conférer la ladrerie, la trichinose ; les viscères, c'est-à-dire les poumons, le foie, les reins, le cœur des animaux morts phtisiques peuvent transmettre la tuberculose, et celle-ci est relativement fréquente chez eux, puisqu'à Paris, à l'abattoir de la Villette, on compte quatre bœufs tuberculeux sur mille.

Aussi serait-il très prudent de ne manger que des viandes très cuites ; les viandes saignantes sont dangereuses, et à plus forte raison le sang. On ne saurait donc s'élever trop fortement contre cette coutume sauvage qu'ont certaines personnes d'aller s'abreuver aux abattoirs, d'autant plus que ce sang ne peut leur faire aucun bien et risque par contre de leur inoculer des maladies redoutables.

Je n'ai certes pas la prétention de vous énumérer ici toutes les causes de contagion médiate ou immédiate ; j'ai simplement voulu vous en donner un aperçu général. Il me sera plus facile maintenant de vous donner quelques préceptes d'hygiène que vous devrez religieusement observer dans les cas de maladies contagieuses les plus communes.

Dans les maladies contagieuses, certains préceptes peuvent s'appliquer à toutes indifféramment. C'est par eux que je commencerai.

Dès que vous soupçonnerez un malade d'être atteint d'une maladie contagieuse, isolez-le immédiatement dans une chambre, la plus grande, la plus aérée que vous aurez, et dans cette chambre ne pénétreront désormais que les personnes désignées pour le soigner ; que ces personnes soient aussi peu nombreuses que possible : une seule, à la rigueur, peut suffire.

N'enfermez jamais le lit d'un malade dans des rideaux qui empêchent l'air de circuler librement. Enlevez même les rideaux des fenêtres pour laisser pénétrer le soleil à flots dans la chambre, car si le soleil est un grand créateur, il est un non moins grand destructeur, et « là où un rayon de soleil a passé, on ne trouve que des cadavres de germes ». Enlevez les tapis, les chaînes d'oignons ou de maïs, ainsi que les paires de bas et de chaussettes qui souvent pendent au plafond, ce sont des nids à poussière, des asiles recherchés des microbes. Ayez grand soin de renouveler très fréquemment l'air des appartements où séjournent les malades. Ils ont autant besoin d'oxygène que de soleil. On ne s'enrhume jamais par la bouche, mais par le corps : couvrez bien celui-ci et laissez la tête découverte.

Le linge de corps devra être changé fréquemment et propre sera le lit, « ce vêtement de l'homme malade ». Souvenez-vous que la malpropreté est une des grandes pourvoyeuses de la mort. « L'homme et les moisissures ne vont guère ensemble, a écrit Fonssagrives ; celui-là dépérit où celles-ci prospèrent ». C'est dans la malpropreté que les épidémies viennent sans cesse puiser leurs forces. Aussi ne sauriez-vous tenir trop propre « la peau » des malades, car « l'eau est presque aussi nécessaire à la peau que l'air aux poumons ». Ils le savaient certes bien ces Grecs et ces Romains pour qui le bain était une des obligations les plus sacrées de l'hospitalité, ces Hindous et ces Mahométans qui ont cru devoir poétiser cet élément inappréciable par les pratiques anciennes des ablutions saintes. Faites-vous donc Hindou, Mahométan un peu plus souvent ; lavez les pieds de vos malades et... le reste. Ceux-ci ne s'en porteront que mieux.

Ces conseils vous sembleront peut-être puérils, et cependant leur importance est grande. Si vous les mettez en pratique, la tâche si ardue du médecin de campagne n'en deviendra que plus facile, et le malade guérira plus vite et mieux.

Ayez soin de désinfecter soigneusement les excrétions des malades, et pour cela servez-vous d'une solution de sublimé à 1 gramme par litre ou de sulfate de cuivre à 30 grammes par litre. Faites-les cracher, uriner, aller à la selle dans un récipient quelconque à moitié plein d'une de ces solutions.

Lavez-vous également les mains avec ces solutions toutes les fois que vous aurez touché soit le malade, soit les linges souillés par les déjections.

Ne buvez ni ne mangez dans la chambre « d'isolement ». Ne

vous servez jamais des ustensiles de cuisine qui ont pu servir au malade, sans les avoir passés à l'eau bouillante.

Lorsque la maladie sera terminée, il faudra procéder à la désinfection de la chambre, de la literie, des objets qui ont été « en contact » avec le malade, et souvent ce n'est pas chose facile.

Lorsqu'on habite un centre important où se trouvent « des étuves », cette désinfection est d'une grande simplicité ; mais à l'heure actuelle, on ne les a pas encore assez « popularisées » et, le plus souvent, nous devons recourir à d'autres moyens plus « pratiques. »

Parmi ces moyens, un des meilleurs est sans contredit « la fumigation avec des vapeurs sulfureuses ».

On y procède de la façon suivante :

(a) Cuber exactement la pièce, en boucher aussi exactement que possible les ouvertures, y laisser tous les objets meublants.

(b) Brûler 50 grammes de soufre par mètre cube. On met le soufre dans une vieille marmite que, pour plus de sûreté, on place au milieu d'un baquet contenant un peu d'eau, de façon à éviter un incendie possible. Pour enflammer le soufre sur toute sa surface, on y verse de l'alcool et on y met le feu.

(c) Fermer hermétiquement la pièce et ne l'ouvrir que 24 ou 48 heures après, puis pratiquer un lavage très complet de toutes les parties de la pièce.

(d) Ce lavage se fera avec la solution de sublimé à 1 gramme par litre qu'on aura acidifiée en y ajoutant 5 grammes d'acide tartrique.

Voyons, à présent, quels soins spéciaux nous devons prendre à l'égard de telle ou telle maladie en particulier. Nous commencerons par la « tuberculose », car c'est la maladie peut-être la plus commune dans notre pays, ce qui, au premier abord, semble être paradoxal.

En effet, nous sommes en pleine montagne, dans un air relativement pur et réalisant presque toutes les conditions que l'on exige de ces « climats d'altitude » si favorables à la guérison des phtisiques, et cependant la « tuberculose » fait parmi nous de nombreuses victimes.

Je crois pouvoir attribuer cette anomalie à la contagion directe se faisant souvent de la façon suivante : Un jeune homme, jusque-là assez vigoureux, part au régiment, quitte ses champs pour la caserne. Il y trouve une chambrée à l'air prérespiré, « déjà ruminé », ce qui faisait écrire au siècle dernier à l'hygiéniste militaire Pringle, parlant du soldat, cette phrase si triste : *Plus occidit aer quam gladius :* l'air en tue plus que l'épée ».

Il y trouve encore une nourriture toujours la même et les fatigues d'un travail nouveau pour lui, sans compter le tabac et l'alcool auxquels il demande le soulagement de sa nostalgie. Bref, il devient phtisique. On le réforme et il revient au foyer. Là, il tousse, il crache sur tout, sur les planchers, un peu partout. La famille respire cet air chargé de poussières de crachats virulents, et un frère, une sœur, prennent à leur tour la tuberculose. J'ai pu souvent me rendre compte de ce mode de contagion dû au manque absolu de précautions hygiéniques les plus élémentaires, car on ignore généralement le danger provenant des expectorations des malheureux poitrinaires.

L'autre mode de contamination se ferait par le lait ou les viscères de vaches tuberculeuses qui, au dire de nos bouchers, ne seraient point rares en notre région.

Il est donc on ne peut plus utile de connaître les précautions à prendre contre cette terrible affection, dont le vaccin ne peut d'ailleurs tarder à être découvert, malgré l'échec tapageur de la « tuberculine » de Robert Koch.

Mais jusqu'à ce qu'on ait trouvé ce vaccin humanitaire, c'est « dans les mesures propres à empêcher la propagation de la tuberculose que la société trouvera le plus sûr remède contre ce fléau ».

Pour faire un phtisique, il faut deux choses : un microbe et un terrain. On doit donc : 1° opposer une barrière au microbe ; 2° combattre les influences qui peuvent modifier le terrain et le rendre apte à la culture du microbe.

1° *Opposer une barrière au microbe.* La tuberculose ne se transmet pas par l'air qu'exhale le malade, et il est tout à fait faux en la matière le mot connu de Rousseau : « L'haleine de l'homme est mortelle à son semblable ». On a, en effet, démontré que l'air aspiré était parfaitement filtré par les poumons et que l'air expiré était privé de tout microbe. La source contagieuse la plus fréquente et la plus redoutable réside dans les crachats des phtisiques. « S'il suffisait de faire la chasse aux crachats tuberculeux, disait Verneuil, en vérité le moment serait proche où nous pourrions rayer la tuberculose du nombre des maladies ». Cela est vrai ; mais, ce qui est difficile, c'est précisément cette chasse aux crachats tuberculeux.

Ces crachats qui sont presque inoffensifs lorsqu'ils restent à l'état liquide deviennent excessivement dangereux lorsqu'ils sont secs, réduits en poussière. Les crachats qui recouvrent les planchers, dont sont pleins les mouchoirs, deviennent vite pulvérulents. Le balayage met ces poussières en mouvement, et ces poussières flottent dans l'air avec lequel elles sont « respirées », devenant ainsi un danger permanent pour l'entourage.

Ne laissez donc jamais un poitrinaire cracher par terre, ni même dans un mouchoir ; donnez-lui, comme crachoir, une cuvette, une assiette pleine d'eau pour empêcher les crachats de se réduire en poussière. Vous jetterez le contenu de ce crachoir dans le feu et non pas sur des fumiers où les poules, qui ont l'habitude d'y picorer, pourraient se tuberculiser.

Évitez de coucher dans le lit ou la chambre d'un tuberculeux ;

désinfectez les ustensiles de cuisine dont il s'est servi et, la maladie terminée, désinfectez l'appartement, comme je vous l'ai dit tout à l'heure.

2° *Le terrain*. Voici un enfant né de parents tuberculeux ; il présente, de par l'hérédité, un terrain très favorable à la culture du baccille ; vous devrez le soustraire à toutes les influences qui peuvent le rendre phtisique, c'est-à-dire « faire de cet enfant un petit paysan, changer la vie dans les chambres pour la vie des champs, remplacer la privation du soleil par l'exposition au soleil, la crainte du froid par sa recherche, les bains chauds par les bains de rivières, le repos par l'activité, les exercices intellectuels par les musculaires ; en un mot, vivre de la vie naturelle ». (Peter.)

Voilà pour la tuberculose. Passons maintenant à la « fièvre typhoïde » et posons d'abord en principe que :

1° *Le germe de la fièvre typhoïde se trouve dans les déjections des malades :*

2° *La contagion se fait à l'aide de l'eau contaminée par ces déjections ou par tout objet souillé par elles.*

Donc, en cas d'épidémie, vous ne boirez que de l'eau récemment bouillie, car l'ébullition détruit le germe typhique d'une façon certaine.

Vous ne vous servirez que de cette eau pour laver les légumes. Avant de manger, vous vous laverez les mains au savon et à l'eau très chaude, afin de ne pas introduire avec vos aliments dans votre estomac des germes qui auraient pu se déposer sur vos mains. Lavez-les également toutes les fois que vous aurez touché le malade ou les linges souillés par ses déjections.

Puisque le germe de la fièvre typhoïde se trouve dans les déjections, il est de la plus haute importance que ces déjections et les objets touchés par elles soient immédiatement désinfectés.

Vous désinfecterez les linges et les objets souillés en les lavant dans une solution de sulfate de cuivre à 50 grammes pour un litre et où vous les laisserez tremper deux heures au moins, ou, plus simplement, vous vous contenterez de les faire bouillir à gros bouillons pendant une vingtaine de minutes.

Gardez-vous de laver ces linges dans une fontaine, dans un cours d'eau, où le baccille cultiverait et d'où il pourrait infester tout un pays.

Mettez dans le vase destiné à recevoir les matières un peu de la solution de sulfate de cuivre avec laquelle vous laverez également les cabinets d'aisances et tout endroit où vous aurez jeté ces déjections.

Nous arrivons maintenant à la *diphtérie* qui, à l'heure actuelle, malgré le sérum de Roux, fait encore un assez grand nombre de victimes, puisque sur cent personnes atteintes de cette affection, il en meurt environ huit ou neuf.

La diphtérie est une affection éminemment contagieuse.

Le germe de la diphtérie est contenu dans les fausses membranes et les crachats.

Il se transmet surtout à l'aide des objets souillés par les produits de l'expectoration.

Ces objets, quand ils n'ont pas été désinfectés, conservent pendant des années leur pouvoir infectieux.

L'isolement et la désinfection, peut-être la vaccination préventive avec le sérum de Roux, sont les seules mesures efficaces de préservation.

En temps d'épidémie, tout mal de gorge est suspect, le germe de la diphtérie se développant surtout sur une muqueuse déjà malade. Isolez immédiatement le malade et mandez le médecin.

Évitez soigneusement tout ce qui pourrait produire une excoriation de la peau, car, sur cette petite plaie, le germe de la diphtérie viendra se greffer aussi facilement qu'au gosier et vous ne tarderiez pas à y voir apparaître les mêmes fausses membranes. Vous aggraveriez ainsi la maladie, et le malade serait tué par les toxines sécrétées non-seulement par les membranes des amygdales, mais encore par celles qui recouvriraient l'excoriation.

Aussi, évitez soigneusement, comme beaucoup en ont l'habitude, de mettre des vésicatoires aux malades atteints d'une angine quelconque, car cette angine pourrait être diphtéritique, et, en ce cas, vous aggraveriez singulièrement la situation. Souvenez-vous que c'est sur la plaie d'un vésicatoire qu'une femme s'était mis antérieurement pour une bronchite que se sont montrées les premières fausses membranes, source de la première épidémie qui a sévi. il y a quelques années, à Confort et dans les environs.

Si les personnes qui soignent le diphtéritique ont de petites plaies soit aux mains, soit au visage, qu'elles y prennent garde, car c'est là une porte d'entrée grande ouverte pour le baccille. Aussi feront-elles bien de les recouvrir de collocion qui remplacera l'épiderme absent.

Evitez d'embrasser les enfants atteints par le terrible baccille, de respirer leur haleine, et ne vous tenez jamais en face de leur bouche pendant la quinte de toux. C'est surtout dans cette maladie que vous devrez veiller soigneusement à la désinfection de vos mains. Lavez-les au savon et à l'eau chaude, puis trempez-les dans la solution de sublimé, toutes les fois que vous aurez approché le malade. Rincez-vous également la bouche avec de l'eau bouillie pure ou dans laquelle vous aurez mis 2 grammes d'acide salicylique par litre, et faites cela souvent.

N'oubliez pas de désinfecter les matières expectorées et vomies de la même façon que je vous l'ai indiqué pour les déjections typhiques.

Pendant la maladie, les poussières du sol de la chambre d'isolement seront enlevées chaque jour et immédiatement brûlées. Avant le balayage, projetez sur le plancher de la sciure de bois imbibée avec la solution du sublimé.

C'est surtout après une telle maladie que vous devez apporter tous vos soins à faire une désinfection rigoureuse de la chambre, de la literie, des vêtements et des objets qui ont eu « contact » avec le malade, car le germe de la diphtérie a une vitalité si grande qu'il peut se conserver non-seulement des mois, mais des années dans un appartement contaminé.

Une autre maladie, assez commune en notre région, est la *scarlatine, maladie surtout redoutable par les complications qui peuvent survenir, même après la disparition de l'éruption*. Combien d'enfants que l'on croyait complètement guéris et qui, tout-à-coup, se mettent à enfler des pieds à la tête au grand effroi des parents. Faites boire du lait, beaucoup de lait aux scarlatineux, c'est le meilleur moyen d'éviter dans les urines l'apparition de l'albumine, cause de tous ces désastres.

Faites-leur rincer plusieurs fois la bouche à l'eau bouillie, car, en cette maladie, fréquentes sont les angines surajoutées, et le meilleur préservatif c'est cette propreté rigoureuse de la bouche.

La scarlatine se transmet surtout par les lambeaux d'épiderme qui s'exfolie alors qu'on dit « que l'enfant pèle ». Enduisez légèrement le corps de vaseline, de manière à éviter la diffusion dans l'appartement de ces squames.

L'isolement du scarlatineux devra durer quarante jours, à partir du jour où l'éruption a été constatée ; il ne pourra fréquenter de nouveau une école publique qu'après ce délai légal.

Telles sont, Messieurs, les quelques recommandations que je tenais à vous faire au sujet des précautions à prendre dans les maladies contagieuses les plus communes en notre pays. Méfiez-vous donc des *crachats* des tuberculeux, des *déjections* des typhiques, des *expectorations* des diphtériques et de la *desquamation* de la peau des scarlatineux. Là est la source de ces épidémies qui tendront à disparaître de plus en plus, à mesure que l'hygiène fera des progrès. On est loin, en effet, de ces épidémies pestilentielles, plus meurtrières que les plus sanglantes batailles du temps, qui sévissaient si fréquemment au moyen-âge, alors que « la propreté était un vice et le bain une indécence » (Arnould). La malpropreté s'étendait alors comme une lèpre aux habitations et aux rues, et reflétait sur la peau la puissance de son empire.

Aujourd'hui, nos mœurs hygièniques ont profondément changé. Nous sommes certainement « plus propres » que nos pères, mais il nous reste encore beaucoup à faire à ce point de vue. Apprenons donc de bonne heure la propreté à nos enfants. Profitons de cet âge qui « vibre à tout », suivant le mot de Michelet, pour leur enseigner les principes d'une bonne hygiène sociale, et espérons bientôt qu'on ne pourra plus dire du paysan « qu'il ne se baigne que s'il tombe à l'eau » : alors pourra régner dans le peuple la santé, ce problème qui, d'après lord Beasconfield, doit primer tous les autres. »

La médecine est en train de résoudre ce problème social, et ses progrès, quoique moins apparents, sont tout aussi grands que ceux de sa sœur jumelle, la chirurgie. « Ces maladies épidémiques, auxquelles l'homme jusqu'ici était habitué à fournir sans murmure d'immenses hécatombes, dit Duclaux, le successeur de Pasteur. il y a vingt ans on ne savait rien sur elles toutes, et si quelqu'un s'était avisé de prétendre qu'un jour viendrait peut-être où l'humanité en serait débarrassée, il n'aurait rencontré qu'un sourire d'incrédulité ou même de dédain.

» Aujourd'hui, pourtant, ce rêve prend corps, cette espérance ne semble pas irréalisable, et ceux qui ne l'acceptent pas n'ont plus le droit de la considérer comme folle et de la repousser sans discussion. »

Décembre 1895.

QUATRIÈME CONFÉRENCE

HYGIÈNE DU NOUVEAU-NÉ

Mesdames ,

L'enfant qui vient au monde a été de tout temps l'objet d'une sollicitude spéciale. C'est, en effet, un être de grande délicatesse qui demande à être protégé contre les dangers de toutes sortes qu'il va rencontrer à mesure qu'il pénétrera dans la vie nouvelle. Vous devrez d'abord empêcher qu'il ne se refroidisse, en le maintenant à une température à peu près égale à celle du milieu où il s'est développé; vous devrez ensuite surveiller soigneusement son alimentation, fonction absolument nouvelle pour le nouveau-né, et à l'accomplissement de laquelle ses organes sont plus ou moins préparés. *Température* et *Alimentation*, voilà donc les deux points cardinaux de l'hygiène de tout nouveau-né.

Mais il y a plus : Cet enfant si chétif, dont la fragilité extrême peut être comparée à celle de ces fins cristaux de Bohême à la tige si ténue qu'elle se brise et tombe en poussière à la moindre pression des doigts, — il est nécessaire de le soustraire à ces préjugés si fortement enracinés dans l'esprit public, préjugés néfastes qui contribuent pour une large part à augmenter la mortalité déjà naturellement si grande à cet âge qu'un membre de l'Académie de médecine, Bergeron, a pu dire « qu'un enfant qui naît a moins de chances qu'un homme de 90 ans de vivre une semaine et moins de chances qu'un octogénaire de vivre un an ». C'est pourquoi vous avez vu, en ces dernières années, le Parlement voter une loi nouvelle, loi sur la protection des enfants du premier âge, destinée à sauvegarder la santé si précieuse des chers petits. Espérons que cette loi ne restera pas stérile et donnera de satisfaisants résultats, — résultats déjà si considérables, à en croire certains rapports d'inspecteurs départementaux, que je ne puis m'empêcher de les croire un peu fantaisistes.

Mais, pour atteindre ce but, je suis comme l'illustre accoucheur Depaul, profondément convaincu que c'est au médecin plutôt qu'à un *inspecteur* départemental, le plus souvent incompétent en hygiène, de populariser les saines doctrines, que c'est à lui qu'il appartient de déraciner les préjugés et les mauvaises pratiques. C'est cette conviction qui m'amène aujourd'hui devant vous, mères de famille, qui me faites le très grand honneur de m'écouter ; elle sera mon excuse si j'entre en des détails trop minutieux, car je pense qu'en pareille matière il ne faut rien laisser à l'initiative privée des nourrices et encore moins aux conseils surannés des mères-grands.

Je ne me dissimule pas la difficulté de cette œuvre de vulgarisation, car tenaces sont les préjugés ; mais c'est faire œuvre plus méritoire d'essayer d'en déraciner quelques uns que d'imiter l'indifférence stérile de cet extraordinaire fakir de l'Inde, qui sème un ormeau dans le creux de sa main, l'y laisse pousser, s'abstenant de tout acte, de toute parole, absorbé dans son rêve de *non-vie,* et n'entend pas même, au bout d'un demi siècle, les oiseaux s'aimer dans les branches.

Quand un animal vient au monde, il apporte avec soi un fin

duvet, poil ou plume, qui le protège de façon suffisante contre les variations de la température ambiante, tandis que l'homme naît absolument nu et périrait infailliblement si on ne s'occupait de suite de l'envelopper dans un vêtement destiné à le protéger contre le froid, en lui créant un milieu artificiel suffisamment chaud.

Cette question du vêtement du nouveau-né est d'une importance si capitale, que médecins et philosophes de tous les temps s'en sont fort occupés ; aussi que de notions plus ou moins fausses, que d'idées bizarres ont été émises à ce sujet ! Tandis que les uns, comme les Romains, prenaient les plus grands soins pour envelopper les membres de l'enfant dans des étoffes destinées à empêcher leur déformation, — étoffes dont la richesse correspondait à la position sociale des individus, — de pourpre chez les riches, de simple toile chez les pauvres, — les autres, au contraire, comme les Spartiates d'autrefois, comme les Américains d'aujourd'hui, sous prétexte de faire des enfants forts et vigoureux, conseillaient de les couvrir à peine, sans s'inquiéter du froid qu'amènent les changements de saison.

Ce sont ces derniers usages qui tendent depuis quelques années à s'implanter parmi nous. On veut suivre la mode, on l'exagère, et bien des bronchites auraient pu être évitées en restant dans un juste milieu. « Quand les gens du monde, dit Depaul, comprendront-ils qu'on ne joue pas avec les enfants de cet âge comme avec une poupée, et que les fantaisies ou les modes de l'époque n'ont rien à faire avec les règles de l'hygiène qui leur sont applicables. »

Si, dans les pays chauds, les enfants peuvent être laissés complètement nus sans grand inconvénient, — comme le font les négresses du Sénégal et du Brésil, qui portent leurs enfants derrière le dos dans un pli de leur vêtement de toile, — dans nos pays de montagnes, à conditions climatériques variables, où la température s'abaisse de façon soudaine à plusieurs degrés au-dessous de zéro, il faut absolument couvrir les enfants et même *bien les couvrir;* et, comme la forme du vêtement du nouveau-né a une grande importance, vous me permettrez, Mesdames, d'y insister quelque peu.

Et d'abord, une question se pose : Faut-il couvrir la tête du nouveau-né ? Dans le système américain, en grand honneur aujourd'hui, on la laisse entièrement nue : mais il n'y a aucun inconvénient à la recouvrir d'un bonnet de toile ou de flanelle, pourvu toutefois qu'on prenne la précaution d'éviter toute compression. La tête d'un enfant est, en effet, essentiellement malléable, et certaines peuplades sauvages mettent à profit cette malléabilité extraordinaire pour obtenir les formes les plus horribles, représentant pour eux le type de la beauté la plus accomplie. Ces déformations peuvent atteindre un tel degré, paraît-il, qu'on se demande si on a bien sous les yeux une tête de l'espèce humaine. Autrefois, dans certains départements de la France, on avait coutume de comprimer la tête des enfants à l'aide d'une bande particulière connue sous le nom de *bandeau,* ce qui donnait au crâne une forme pointue en pain de sucre, déformait les os, le cerveau, et entraînait les conséquences les plus graves au point de vue des facultés intellectuelles, conséquences pouvant aller jusqu'à l'idiotie ; mais il y a loin de ces coutumes sauvages, de ce modelage barbare à l'usage du simple bonnet de toile ou de flanelle qui ne peut exercer aucune compression nocive et ne fait qu'entretenir autour du cerveau une chaleur douce et uniforme.

Le vêtement du corps se composera d'une chemise et d'une brassière, de couches et de langes que je n'ai point à vous décrire : vous en connaissez la forme et l'usage tout aussi bien que moi ; mais, ce que je ne saurais trop vous répéter, c'est de ne jamais emprisonner les bras sous la partie supérieure des langes. Le but que vous vous proposez en agissant ainsi, me direz-vous, c'est de les tenir chaudement, d'empêcher les enfants de s'égratigner le visage, de se porter les doigts à la bouche pour les sucer. Prenez d'autres mesures, si vous voulez, pour éviter ces petits inconvénients, mais c'est là une coutume mauvaise : l'enfant doit pouvoir remuer bras et jambes ; c'est une des conditions les plus importantes de son développement et de son accroissement.

N'exercez jamais une compression trop forte au niveau de la poitrine et du ventre, et n'employez pas ces espèces de corsets que l'on appelle des *corps* ; trop serrés, ils gênent la respiration, déforment la poitrine, abaissent le foie et l'estomac.

Que dire, Mesdames, de ces mères qui, non contentes d'emprisonner sous la partie supérieure des langes les bras de leurs enfants, les enveloppent, ne trouvant pas encore cette prison assez sévère, des pieds aux épaules, comme des momies égyptiennes, dans de longues bandes de plusieurs mètres, et arrivent ainsi à donner à leur progéniture emmaillotée le gracieux aspect d'une carotte de tabac ou d'un saucisson de Lyon ? Quand le pauvre petit être, froissé et pelotonné, crie et pleure des souffrances que lui occasionne cette torture, les parents trouvent le tapage tout naturel. Parents cruels, écoutez ces paroles déjà anciennes, puisqu'elles datent du siècle dernier, d'un grand esprit humanitaire, qui s'appelle Jean-Jacques Rousseau : « Vos enfants, ils crient du mal que vous leur faites ; ainsi garottés, vous crieriez plus fort qu'eux. De peur que les corps ne se déforment par des mouvements libres, on se hâte de les déformer en les mettant en presse !... Leurs premières voix, dites-vous des enfants, sont des pleurs ! Je le crois bien ! vous les contrariez dès leur naissance : les premiers soins qu'ils reçoivent de vous sont des chaînes, les premiers traitements qu'ils éprouvent sont des tourments ! N'ayant rien de libre que la voix, comment ne s'en serviraient-ils pas pour se plaindre ? »

Comme vous le voyez, ces bandes que beaucoup d'entre vous emploient encore aujourd'hui et qui faisaient le désespoir de Jean-Jacques, étaient fort répandues au siècle dernier : elles constituaient le luxe des familles ; il y en avait d'étoffes précieuses, couvertes de broderies, de soie, d'or et d'argent.

Reléguez ces bandes de toile dans vos armoires : elles pourront vous servir à l'occasion pour faire des pansements, et si, par hasard, vous possédiez une de ces bandes historiées, elle sera mieux chez un marchand de curiosités qu'autour du corps de votre enfant.

Donc point de bandes inhumaines : une chemise que vous passerez dans une brassière à laquelle se fixeront couches et langes au moyen d'épingles de sûreté, dites « épingles de nourrices », voilà le vêtement-type de l'enfant ; vous pouvez y apporter quelques variantes, mais toujours à cette condition formelle que les membres y resteront libres de leurs mouvements naturels.

Ayez soin de démaillotter l'enfant et de changer ses « drapeaux » le plus souvent possible afin que cette peau délicate ne reste pas souillée trop longtemps, ce qui ne tarderait pas à l'irriter et à l'ulcérer. D'ailleurs, le meilleur moyen d'éviter ces excoriations, c'est de donner tous les jours à l'enfant un bain tiède de quelques minutes. Vous ne baignez pas assez vos enfants, et cependant rien ne peut leur faire autant de bien ; en usant de certaines précautions, il est très facile de les empêcher de prendre froid pendant ces « baignades » quotidiennes, c'est d'ailleurs un excellent moyen de les accoutumer au froid et de les empêcher de s'enrhumer à tout propos, à la plus petite variation de température. Si votre enfant est agité et dort mal, un bain légèrement tiède, le soir, le calmera et lui procurera un sommeil meilleur.

Toutes les fois que le nouveau-né se sera souillé, lavez les régions salies à l'eau tiède, et saupoudrez-les avec de la poudre d'amidon, de talc ou de lycopode. Une fois l'enfant emmaillotté, ne le posez jamais sur une chaise ou un fauteuil de peur que quelque distrait ne commette la maladresse de venir s'asseoir sur lui, comme je l'ai vu faire une fois. Mettez-le de suite coucher dans un berceau quelconque ; peu importe qu'il soit de bois, d'osier, de cuivre ou de fer forgé. L'enfant du pauvre dort tout aussi bien dans sa couche modeste que l'enfant du riche qu'on entoure de dentelles ou de broderies. Le seul point qui ait quelque importance, c'est que le berceau ne soit point trop bas, car l'enfant se trouverait exposé aux morsures de certains animaux, les porcs, par exemple, qui, à l'instar de l'ogre du Petit-Poucet, sont friands de chair fraîche.

Dans le berceau, mettez un oreiller et un matelas en balle d'avoine, ou, mieux encore, en feuilles de fougère desséchées, qui répandent une odeur aromatique très agréable Ces substances ont le mérite d'être très communes et de pouvoir être remplacées très souvent et à peu de frais.

Couvrez l'enfant d'un drap et d'une ou de deux couvertures, suivant la température de la saison, et, s'il fait froid, placez le long du corps une bouillotte d'eau chaude. Il est, du reste, très important d'entretenir, dans la chambre où l'on met le berceau, une température égale et assez élevée.

Vous coucherez l'enfant un peu incliné sur le côté afin de favoriser l'écoulement des mucosités dont la bouche est pleine, et d'empêcher, si l'enfant venait à vomir, les matières de pénétrer dans les voies respiratoires et de l'étouffer pendant son sommeil.

Laissez la figure bien découverte et veillez à ce qu'aucune partie du vêtement ou des couvertures ne puisse venir se placer devant la bouche. Vous auriez tort de fermer hermétiquement les rideaux qui entourent le berceau ; il faut que l'air pur puisse se renouveler fréquemment, c'est une des conditions essentielles de la santé de votre enfant.

A la campagne, on attache une grande importance à ce que la lumière arrive directement sur la face, de crainte que l'enfant, faisant effort pour diriger ses yeux vers le jour, n'arrive à la longue à « loucher ». Cette opinion, quoique très répandue, est peu fondée. Souvent, en effet, dans les premiers temps de la vie, les enfants louchent quelque peu. Ne vous en inquiétez pas ; cela est sans importance et cessera aussitôt que l'enfant commencera à *regarder*.

Un conseil de grande importance et que je ne saurais trop vous engager à suivre, c'est de ne jamais coucher un enfant dans le lit de sa nourrice, car, en se retournant pendant son sommeil, celle-ci pourrait l'étouffer, ce qui malheureusement est arrivé trop souvent.

Les premiers temps de la vie, l'enfant dort presque continuellement. La faim et le froid sont les deux principales causes de son
réveil. Vous le voyez alors commencer par s'agiter un peu, puis ce
sont de petits grognements qui ne tardent pas à dégénérer en
véritables cris, si on reste sourd à son appel. Vous avez toutes pu
constater que l'enfant se réveillait plus souvent la nuit que le jour,
ce qui fait le désespoir des mères privées de sommeil de par le
caprice de leur bébé. Cette insomnie nocturne provient de ce que
les nuits sont plus froides que les jours, surtout en hiver quand
on ne prend pas la précaution d'entretenir constamment du feu
dans l'appartement. L'enfant a froid, voilà la cause de ses cris, et
cela est si vrai que, même lorsque vous lui aurez donné à téter,
il continuera à crier et ne se calmera que lorsque vous aurez
remplacé ses langes refroidis par des langes plus chauds et réchauffé
son berceau avec des bouteilles d'eau bouillante.

Quelques hygiénistes, Fonssagrives entre autres, pensent que
l'enfant crie parfois uniquement pour exercer sa voix, comme il
gesticule pour exercer ses membres. Cela est vrai pour les petits
cris joyeux que poussent souvent les enfants âgés de quelques
mois, mais en général le cri révèle une sensation pénible dont on
doit rechercher la cause.

Toutes les fois qu'un nouveau-né crie, c'est qu'il a faim, qu'il
a froid ou qu'il est mouillé. *Allaiter* l'enfant, le *réchauffer*, le
démaillotter, voilà donc la triple précaution que vous devez prendre
en pareil cas.

L'enfant qui crie parce qu'il a *faim* tourne la tête en tous sens,
s'agite, ouvre la bouche, remue les lèvres et suce ses doigts ou
tout autre objet qu'il trouve à sa portée. Les efforts qu'il fait
rougissent la peau de son visage et de son corps ; sa face devient
violette, la respiration convulsive, la bouche reste béante quelques
secondes, en un mot l'enfant « se pâme ».

Si les cris sont dus à *des coliques*, il agite violemment ses
membres inférieurs. L'*indigestion* sans coliques donne plutôt lieu à

un sommeil agité et à des gémissements qu'à des cris proprement dits.

N'invoquez donc pas toujours les coliques lorsqu'un enfant crie de façon désespérée ; il peut arriver quelquefois que ce soit cette cause, mais elle est relativement rare, et si après avoir pris la triple précaution enseignée, l'enfant continuait à crier, vous pourriez alors songer à des coliques que vous calmeriez en lui mettant un cataplasme chaud sur le ventre. Vous ne tarderiez pas à le voir s'endormir d'un sommeil réparateur.

Ce sommeil peut durer plus ou moins longtemps, et souvent les parents s'inquiètent de sa longueur. Ils ont grand tort, car, quand on a pourvu à tous les besoins de l'enfant, rien ne demontre mieux qu'il va bien que ce sommeil tranquille : gardez-vous donc bien de l'interrompre.

Prenez exemple sur les animaux : tant qu'ils sort tout petits, vous voyez la mère ne presque jamais les abandonner. Vient-elle à s'éloigner, elle n'est pas sourde à leurs cris, et vous la voyez bien vite venir se rouler autour d'eux pour leur apporter la chaleur et la nourriture qu'ils réclament.

Le sommeil d'un nouveau-né est loin d'être toujours calme, car si vous l'examinez pendant son sommeil, vous le verrez souvent tressaillir brusquement au moindre bruit, bruit d'un objet qui tombe ou d'une porte qu'on ferme, ce qui, d'ailleurs, n'indique qu'une grande impressionnabilité nerveuse. Vous le verrez aussi simuler avec la bouche des mouvements de succion et quelquefois même esquisser un sourire. Sans doute qu'alors Bébé fait des rêves agréables ; peut-être qu'à ce moment le cher petit voit passer en son rêve

> Des soleils de flammes
> Et de belles dames
> Qui portent des âmes
> Dans leurs bras charmants.

VICTOR HUGO.

Ce besoin de sommeil diminue à mesure que grandit l'enfant qui, à partir de l'âge de un mois, passe volontiers, après avoir bien tété et changé de toilette, une demi-heure et même davantage les yeux grands ouverts,

> Laissant errer sa vue étonnée et ravie
> Offrant de toutes parts sa jeune âme à la vie
> Et sa bouche aux baisers.

De ce besoin de sommeil inhérent à la première enfance, nous pouvons conclure que, quand le nouveau-né dort peu et crie beaucoup, c'est qu'il lui manque quelque chose, et ce quelque chose, en cherchant bien, vous finirez toujours par le trouver.

C'est un usage très répandu de bercer les enfants et de les endormir avec des chansons, dans les bras ou sur les genoux, et cet antique usage a inspiré de charmantes berceuses, délicieusement jolies en leur naïveté. C'est là son seul avantage. Accoutumez l'enfant à s'endormir dans son berceau, sans balancements ni chansons. Sans le traditionnel « dodo » l'enfant s'endormira bientôt et.... vous ne vous serez point créé une servitude nouvelle.

Une fois que vous aurez tout combiné pour protéger l'enfant contre le froid, un de ses plus grands ennemis, il vous restera encore à lui donner un *aliment* qui soit facilement assimilable et dans lequel l'enfant pourra trouver tous les matériaux nécessaires au développement de ses organes. *Cet aliment c'est le lait*, et j'ajouterai le lait *de la mère*, car il est incontestable que l'allaitement maternel est le meilleur moyen de préserver la vie de l'enfant. Un fait qui, entre mille autres, prouve d'une façon frappante cette supériorité, est le suivant : Pendant les six derniers mois de l'année 1870 et les six premiers mois de l'année 1871, alors que Paris fut investi à deux reprises différentes et qu'il devint impossible aux nourrices de province de se rendre dans la capitale, toutes les mères furent obligées d'allaiter elles-mêmes leurs nouveaux-nés, et l'on vit alors la mortalité des enfants de un jour à un an tomber de 33 %, son chiffre moyen, à 17 %.

D'où vient, Mesdames, cette incontestable supériorité de l'allaitement maternel ? Est-ce seulement parce que le lait de la mère convient mieux à l'enfant que le lait d'une nourrice ou d'un animal domestique ? Non, certes, et la véritable réponse il faudrait aller la chercher dans l'amour qui est au fond du cœur de toute mère, cet amour qui la fait veiller d'un œil jaloux sur le fruit de ses entrailles, qui lui fait compter pour rien ses fatigues et ses veilles, véritable vocation qui donne à la mère le pouvoir d'oublier pour ses enfants tout, même les plus légitimes affections. Des ennuis qu'il cause, l'enfant est le vrai consolateur, car, ainsi que l'a dit un éminent écrivain, « il n'y a pas de rayon de soleil qui vaille le regard d'un enfant ». Mais ce n'est pas tout d'avoir une haute idée de ses devoirs maternels, il faut encore une certaine dose de force pour les accomplir, et combien de mères d'une constitution délicate se voient dans la triste nécessité de remplacer le lait que la prévoyante nature a mis dans leur sein par le lait de constitution plus ou moins similaire d'un animal domestique, ânesse, vache ou chèvre.

Comme le nombre de ces mères d'une constitution peu vigoureuse va augmentant sans cesse, et que, par là même, le *biberon* tend de plus à remplacer le sein, je crois devoir m'étendre un peu longuement sur ce mode d'alimentation difficile à diriger, exigeant une grande surveillance en même temps qu'une expérience consommée. Les plus petits détails ont ici une importance fort grande et aucun ne doit être négligé.

Dans nos campagnes, il est d'usage d'attendre quelques heures avant de commencer à faire téter le nouveau-né : on lui fait prendre patience en lui donnant quelques gouttes d'eau sucrée ou de fleur d'oranger. Ce vieil usage ne présente pas d'inconvénient ; mais donner de suite à l'enfant une cuillerée de sirop de chicorée, sous prétexte de favoriser l'expulsion du méconium, c'est une mauvaise pratique, pour le moins inutile, que l'on doit rejeter. Au bout de quelques heures, vous pouvez commencer à lui donner prudemment, par *très petites doses*, un peu de lait *étendu de beaucoup d'eau*.

Lorsqu'on n'a pas chez soit l'animal dont on doit donner le lait à l'enfant, il faut s'assurer autant que possible que ce lait provient d'un animal bien portant, suffisamment nourri, et qu'il n'a subi aucune falsification.

Daucuns conseillent de donner au nouveau-né un lait qui provienne toujours de la même bête, afin que sa composition soit toujours la même. D'autres, au contraire, recommandent de mélanger le lait de toutes les vaches d'une même étable afin d'atténuer l'influence du poison tuberculeux, au cas où il existerait dans le lait d'un de ces animaux.

J'estime qu'il est préférable de faire usage d'un lait de composition constante provenant du même animal, car si ce lait a été *tiré le matin*, recueilli au *début de la traite*, vous aurez un lait qui contiendra une proportion de beurre à peu près équivalente à celle que renferme le lait de la mère. D'ailleurs, par l'*ébullition*, il sera facile de détruire le baccille tuberculeux, et cette ébullition, à *laquelle vous devrez toujours recourir*, aura encore cet immense avantage de détruire et les ferments qui font « tourner » le lait, et les gerbes morbides qui pourraient s'y trouver.

Mettez ce lait bouilli dans des vases que vous aurez préalablement échaudés à l'eau bouillante et que vous tiendrez hermétiquement fermés jusqu'au moment de vous en servir. Ayez soin de les tenir au frais, à la cave, dans un seau d'eau fraîche.

Mais, comme malgré toutes ces précautions, des germes provenant de l'air peuvent s'y introduire chaque fois qu'on ouvre le vase pour y puiser, il est préférable d'avoir une certaine quantité de petites bouteilles soigneusement fermées, contenant chacune la quantité de lait nécessaire pour un repas, de façon à ce que la bouteille vidée chaque fois soit immédiatement passée à l'eau bouillante. De cette manière, le lait ne sera jamais dans une bouteille à moitié vide et, par conséquent, il sera à peu près complètement à l'abri des parasites existant dans l'air et qui peuvent l'altérer.

.Pour ce même motif, vous devez éviter de transvaser inutilement le lait, car c'est multiplier les occasions d'ensemencement par les germes de l'air.

. Toutes ces précautions, d'importance capitale pour empêcher la *fermentation lactique*, sont réalisées d'une manière très simple par l'emploi d'appareils spéciaux dont l'usage tend, à l'heure actuelle, à se généraliser de plus en plus au plus grand profit du nourrisson. Je veux parler *des appareils stérilisateurs*. Ce qui, au début, avait paralysé leur vulgarisation, c'était leur prix élevé ; mais, aujourd'hui, pour la somme relativement modique de dix francs, on peut s'en procurer d'excellents.

Voici d'une façon schématique en quoi consistent ces appareils. Le type que je vous montre est un des premiers venus : il a été imaginé par le professeur Soxhlet, de Munich.

Il se compose d'une marmite en fer étamé où se trouve placé un porte-bouteilles en fer supportant une dizaine de flacons qui contiennent chacun la ration de lait suffisante pour un repas. Après avoir rempli les flacons aux 3/4, on met dans la marmite assez d'eau pour que les flacons immergent jusqu'au niveau de leur contenu et l'on met le tout sur le feu.

Vous voyez que cet appareil ne présente jusqu'ici rien d'extraordinaire, mais, ce qui en fait l'originalité, c'est le *mode de fermeture* des flacons. Ceux-ci, en effet, ne sont point fermés par des bouchons de liège, mais par une plaque de caoutchouc, maintenue au contact du goulot par une petite armature de fer.

A mesure que le lait entre en ébullition, l'air s'échappe des flacons en soulevant légèrement les disques de caoutchouc ; puis, au bout d'un instant, le vide s'étant ainsi fait à l'intérieur des flacons, le disque obéissant à la pression atmosphérique extérieure s'appliquera à la surface du goulot d'une façon si hermétique que, pour déboucher le flacon, vous serez obligé de faire un certain effort. En même temps, vous entendrez un claquement sec analogue à celui produit par une bouteille de champagne dont on fait sauter le bouchon, claquement dû à la brusque rentrée de l'air dans le flacon.

Par cette simple description, vous voyez déjà les immenses avantages que présente cet appareil.

En effet, le lait se trouve ainsi complètement privé de germes. Donc, aucun danger d'inoculer à l'enfant le germe de la tuberculose, puisque celui-ci ne saurait résister à une ébullition d'une demi-heure ; aucun danger de lui inoculer quelque autre germe plus banal encore, germe du choléra infantile, par exemple.

Cette ébullition empêchera le lait de « tourner », puisque tous les agents de la fermentation lactique auront été détruits ; on en a fait l'expérience : le lait ainsi traité peut se conserver dans une chambre chaude trois à quatre semaines sans subir d'altération. *Plus de germes, plus de fermentation, partant plus de diarrhées infectieuses.*

De plus, par ce mode de coction, on aura empêché la formation de cette pellicule désagréable sur le lait que les Allemands appellent pittoresquement « chemise du laitier », et c'est un avantage appréciable, car cette pellicule adhère fortement au verre du biberon et en rend le nettoyage difficile.

Un autre avantage surtout apprécié des mères de famille, fort occupées par les soins de leur ménage, c'est une économie de temps considérable. L'enfant vient-il en effet par ses cris à réclamer de la nourriture, vite vous ouvrez votre marmite, vous y pêchez un flacon que vous n'avez plus qu'à faire tiédir dans un peu d'eau chaude, et M. Bébé, qui crie famine d'une façon stridente, se trouve servi en un instant et ne fait bientôt plus entendre qu'un vague bruit de déglutition.

Je vous recommande d'une façon toute spéciale de ne jamais vous assurer de la température du lait en goûtant au flacon, car, par ce fait, vous pourriez introduire dans le lait des ferments ou des microbes, hôtes habituels de la bouche des gens les mieux portants. Le toucher suffit à cette constatation.

Quoi qu'il en soit, que vous vous serviez comme biberon d'une de ces bouteilles de l'appareil stérilisateur ou d'un simple flacon, — *le plus simple est le meilleur,* — certaines précautions leur sont communes. C'est ainsi que le lait des bouteilles entamées ou celui laissé par le nouveau-né ne doit plus être employé, car il ne tarde pas à tourner et à aigrir rapidement.

Dès que l'enfant a fini son biberon, il faut immédiatement le laver, pour que le lait restant ne sèche plus contre les parois ; puis on le nettoie avec un peu de cendre et on le passe à l'eau bouillante.

De même pour la *tétine de caoutchouc ;* lavez-la immédiatement et faites-la tremper jusqu'au moment de vous en servir dans un verre plein d'une solution de bi-carbonate de soude, sel qui s'oppose à la fermentation lactique. Il sera bon, de temps en temps, de faire bouillir la tétine pendant quelques minutes, pour détruire les germes qui auraient pu la contaminer.

Lorsque je vous aurai dit *de ne jamais employer de biberon à long tube, qu'il est impossible de tenir dans un état de propreté satisfaisante,* j'aurai achevé, je crois, toutes les recommandations relatives aux soins de propreté à donner au biberon ; ils sont, comme vous l'avez vu, d'une importance énorme : ils doivent être minutieux jusqu'au ridicule.

Du contenant, passons maintenant au contenu, c'est-à-dire à *l'étude du lait de vache* ou *de chèvre,* qui doit servir d'aliment au nouveau-né. Ce lait possède à peu près la même composition chimique que le lait maternel, mais il en diffère par sa richesse plus grande en beurre et par une concentration plus grande. Il contient en effet moins d'eau que le lait de femme ; il faudra donc, pour le rendre plus assimilable, lui ajouter une certaine quantité d'eau, quantité variable suivant l'âge de l'enfant.

Dans les premiers mois, on mélange eau et lait à parties égales. Au deuxième mois, on n'ajoute plus qu'un tiers d'eau ; au troisième mois, un quart, et au quatrième mois on peut donner le lait pur.

Mais, par cette addition d'eau, le lait de vache se trouverait moins riche en sucre que le lait de femme ; c'est pourquoi il est nécessaire d'ajouter à l'eau qui sert au coupage une cuillerée à soupe de sucre en poudre par litre, et cette eau devra avoir préalablement bouilli.

Une fois l'allaitement commencé, comment faut-il le diriger ?

Deux méthodes sont en présence : la première consiste à donner à téter à l'enfant chaque fois qu'il se réveille, crie et semble avoir besoin de quelque chose.

La seconde a la prétention de régler les enfants, c'est-à-dire de les habituer à ne demander à téter qu'à des intervalles à peu près réguliers et fixés à l'avance, toutes les deux heures environ.

La première de ces méthodes, qui est la plus ancienne, est aussi la plus répandue : elle est le résultat de la tendresse des mères qui ne peuvent se résoudre à entendre crier leur enfant, quand elles ont sous la main un moyen certain de les calmer. Dès que l'enfant crie, vite on lui met le biberon à la bouche, comme si les cris traduisaient toujours une sensation de faim. Je vous ai déjà dit combien complexe est la signification de ces cris, seul moyen que possède l'enfant pour manifester ses diverses sensations. Il vaut beaucoup mieux n'employer le biberon que lorsque l'enfant le demande véritablement. Le nombre des tétées doit être en moyenne de dix par jour, une de deux heures en deux heures *environ*. Je dis *environ*, car décider qu'on ne fera téter les enfants qu'un certain nombre de fois dans les vingt-quatre heures et à des intervalles fixes est une mesure très séduisante en théorie, inapplicable en pratique, au moins dans toute sa rigueur.

Mais, ce qui est autrement important, c'est de fixer la quantité de lait que l'enfant doit prendre à chaque repas. Il ne faut pas laisser le nouveau-né, essentiellement glouton de sa nature, avaler autant de liquide qu'il lui plaît. Une pareille manière de faire pourrait amener non-seulement des digestions pénibles, mais encore des convulsions, voire-même la mort.

C'est ainsi que les docteurs Moissenet et Tarnier on vu succomber subitement un enfant chez lequel on ne trouva à l'autopsie, comme cause de mort, qu'un énorme caillot de lait de vache remplissant tout l'estomac.

Mettez donc un frein à l'appétit vorace de vos nourrissons. Dosez-leur la nourriture d'une manière rationnelle : ils n'en digéreront que mieux. Au début, le nouveau-né ne doit absorber que quatre cuillerées à bouche de lait à la fois : à deux mois, six cuillerées ; à trois mois huit, et ainsi de suite jusqu'à dix cuillerées vers le sixième mois.

En prenant ces précautions, vous éviterez ces vomissements et ces diarrhées si fréquentes dans l'alimentation au biberon, — car votre enfant ne pourra que bien digérer cette nourriture exempte de tout élément nuisible et dosée suivant des données scientifiques.

Vous reconnaîtrez d'ailleurs qu'un enfant digère bien à la couleur de ses *garde-robes* qui seront en ce cas inodores, d'une belle couleur jaune et de la consistance d'une bouillie épaisse. Leur aspect peut être comparé à celui des œufs brouillés.

Si, au contraire, les garde-robes sont d'une couleur verdâtre au moment où elles sont expulsées, ou bien si, jaunes d'abord, elles verdissent au bout d'un certain temps, elles indiqueront une digestion défectueuse, incomplète. Souvent alors il suffit d'ajouter au lait un peu d'eau de Vichy pour alcaliniser le tube digestif et voir disparaître rapidement cette teinte anormale.

Quand, dans les garde-robes, on voit apparaître de gros floccns blanchâtres non intimement mélangés au reste des matières, c'est signe d'une digestion imparfaite provenant de ce que les *repas sont trop copieux* ou de ce que le lait n'est pas *additionné d'une quantité d'eau suffisante.*

Le nombre des garde-robes chez un nouveau-né bien portant est de deux à quatre par jour ; un plus grand nombre indique des troubles digestifs sérieux : l'enfant digère mal, vous devez changer son mode d'alimentation.

D'autres enfants ne vont au contraire à la garde-robe que tous les deux jours seulement : ce n'est cependant pas une raison suffisante pour les bourrer de sirop de chicorée comme vous en avez coutume, car cet état n'indique assez souvent qu'une grande puissance d'absorption du tube digestif : d'où, peu de résidus. Si l'enfant continue à augmenter de poids, à bien se porter, malgré cette constipation, ne vous en inquiétez pas outre mesure ; mais si l'enfant ne peut aller à la selle qu'avec des efforts inouïs, si ces selles sont recouvertes de stries de sang provenant de la muqueuse intestinale excoriée, s'il perd sa fraîcheur et si son sommeil devient agité, interrompu par des cris prolongés, faites tous vos efforts pour faire cesser un état qui peut aboutir à une chute du rectum, et favoriser la production de hernies ombilicales. Deux excellents moyens de combattre cette constipation et dont j'ai dans bien des occasions reconnu l'efficacité : c'est l'usage des *lavements froids* (deux par jour) et de l'*huile de foie de morue* (une à deux cuillerées à café par jour).

Quelquefois la constipation vient d'une nourriture insuffisante, ce que vous reconnaîtrez à la diminution du poids de l'enfant. Essayez alors de diminuer la quantité d'eau de coupage.

Mais le meilleur moyen pour savoir si un enfant se développe normalement, *c'est de le peser*. Une balance quelconque peut suffire à la rigueur. Pesez le nourrisson une fois au moins par semaine : s'il digère bien, vous constatez une augmentation de poids de 25 grammes par jour, soit 175 grammes environ par semaine. Cette précaution deviendra naturellement inutile si l'enfant digère bien, si ses garde-robes présentent les caractères que je vous ai indiqués : on s'aperçoit à première vue de sa croissance ; sa figure est plus pleine, son corps plus volumineux, sa peau plus tendue, parsemée de fossettes.

Lorsque votre enfant aura de cette façon luxuriante atteint l'âge de *six mois*, vous pourrez, *mais pas avant cette époque*, tout en continuant l'usage du lait, lui donner des petits potages au pain cuit, au tapioca, au bouillon, à la farine. Mais vous devrez procéder avec prudence, par tâtonnements, jusqu'à ce que vous ayez trouvé le potage qui convient le mieux au nourrisson, car souvent un enfant qui digère très bien un de ces aliments n'en digèrera pas un autre.

A partir de un an, tout en continuant lait et potages, vous ajouterez au menu de Bébé des œufs à la coque, du pain trempé dans du jus de la viande très finement hâchée. *Mais jamais, au grand jamais, ne lui donnez du vin,* comme je l'ai vu faire, hélas ! trop souvent par des parents inconscients qui parvenaient, par cet aberration d'esprit, à faire rapidement d'enfants naguère resplendissants de santé, de pauvres petits rachitiques dont le gros ventre disait assez clairement l'odyssée alcoolique.

A dix-huit mois, vous pouvez *sevrer* l'enfant c'est-à-dire cesser l'usage du lait pour lui donner une nourriture qui, malgré sa variété, n'en devra pas moins rester très légère, en rapport avec la délicate susceptibilité de ce jeune estomac. Surtout *pas de fruits verts* en été : souvent ils ont été la cause de diarrhées mortelles.

Mais, pendant cet intervalle de temps, c'est-à-dire de la naissance à l'âge de deux ans, l'enfant est sujet à quelques affections qui revêtent une importance particulière à cet âge, et il est nécessaire que vous connaissiez leur gravité possible, car, négligées, elles peuvent entraîner des accidents redoutables fort compromettants pour une vie si frêle.

Parmi ces affections, la plus grave, sans conteste, c'est *l'ophtalmie des nouveaux-nés.* Cette inflammation des yeux peut survenir dès les premiers jours de la naissance. Quelquefois c'est un peu de pus très clair, « d'humeur » qui s'accumule aux angles des paupières. Cette variété n'est pas grave et quelques lavages à l'eau boriquée chaude en auront facilement raison. Mais, d'autres fois, les choses ne se passent pas aussi simplement. Tout à coup, vous voyez les paupières se gonfler rapidement et à un tel point que bientôt vous ne pourrez plus les écarter : il en suinte du pus. *Méfiez-vous de ce gonflement anormal,* survenant de façon si rapide, car, si vous n'y portez remède, le pus aura bien vite fait de per-

forer l'œil qui se videra au milieu de ces désordres foudroyants, et
la vision sera à tout jamais perdue.

Aussi pas de tergiversations : ne perdez point un temps précieux
à écouter les commères qui vous conseilleront sans doute de laver
les yeux enflammés avec le lait maternel ou avec tout autre liquide
plus extraordinaire encore ; *en présence de ce gonflement considérable
des paupières, courez au médecin sans temporiser,* et estimez-vous
heureux s'il arrive à temps pour sauver les yeux de votre enfant.

Une autre affection beaucoup plus fréquente c'est le *coryza* ou
rhume de cerveau. Cet accident, si peu grave chez l'adulte, peut,
chez les très jeunes enfants, avoir des conséquences désastreuses,
car le nez du petit enfant n'est point encore l'organe de l'olfaction :
il ne sert pas à apprécier les odeurs, c'est avant tout l'organe de
la respiration. L'enfant respire exclusivement par le nez, et si
celui-ci vient à se boucher, il est forcé d'apprendre à respirer par
la bouche, apprentissage qui se fera au prix de mille difficultés.
Observez en effet ce qui se passe en pareil cas. L'enfant affamé
saisit son biberon qui, avec le lait qui s'en écoule, lui remplit
complètement la bouche ; il ne peut donc dès lors respirer que par
les narines, mais, comme celles-ci sont obstruées, ses efforts de-
meurent vains ; il asphyxie, sa face devient violette. Quittant
brusquement sein ou biberon, il se rejette violemment en arrière
en poussant des cris, dans un véritable état de pamoison. Se
trouvant ainsi continuellement agité, et par le besoin de la faim et
par l'impossibilité de la satisfaire, il ne tarde pas à tomber épuisé
de fatigue, de douleur et d'inanition.

L'insomnie vient encore assombrir ce tableau. En dormant,
l'enfant respirant surtout par le nez, son sommeil devient agité,
peu réparateur. Il se réveille souvent en gémissant, et ce manque
de sommeil le tue aussi sûrement que le manque de nourriture,
car cet état ne peut se prolonger bien longtemps, et la mort arrive
avant même que l'enfant soit parvenu à un degré de marasme
avancé.

Il est évident que ces cas si graves sont exceptionnels, mais il faut toujours les avoir présents à l'esprit afin de songer à prendre toutes les précautions possibles pour éviter que les enfants ne s'enrhument du cerveau, et vous y parviendrez en leur donnant des vêtements suffisamment chauds, en évitant les courants d'air, en ne les laissant pas macérer dans l'urine qui les souille. N'imitez pas ces mères coquettes qui, pour montrer leur progéniture dans toute sa beauté, s'empressent, en hiver, de retirer les bonnets à leur enfant, car les cheveux du nouveau-né, très peu développés, sont insuffisants pour garantir sa tête des courants d'air ou de toute autre cause de refroidissement.

D'ailleurs l'enfant peut contracter un coryza non seulement en étant exposé à une température inférieure à celle du milieu ambiant, mais encore s'il est soumis momentanément à une température plus élevée que celle de ce milieu. C'est pourquoi il sera bon d'éviter l'exposition de l'enfant au rayonnement d'un feu trop ardent ainsi qu'aux rayons du soleil lorsqu'on le promène sans le garantir suffisamment en été et même au printemps. Et, à propos, de *promenades,* ne craignez point de sortir vos enfants chaque jour, dans le milieu de la journée, une heure ou deux ; de cette exposition au grand air, ils ne retireront que bénéfice : augmentation de l'appétit, sommeil plus tranquille, etc., etc. En hiver, couvrez bien le corps ; en été, abritez-le par un voile, une ombrelle contre les rayons trop ardents du soleil.

Chez les enfants nourris au biberon, on voit souvent apparaître, au voisinage des bords de la langue et à la face interne des joues, de petits grains blanchâtres ressemblant à de petits caillots de lait, mais s'en différenciant par leur adhérence plus grande et en ce qu'ils exigent une friction assez forte pour s'en detacher. Ces grains blanchâtres sont dus au développement d'un végétal parasite et constituent une affection bien connue des nourrices. J'ai nommé le *muguet.* Ce champignon ne peut se développer que dans un milieu acide, dans du lait en fermentation. Vous l'éviterez facilement en stérilisant le lait par l'ébullition, en nettoyant de suite flacons et tétines que vous aurez soin de mettre tremper jusqu'au moment de

vous en servir, — ainsi que je vous l'ai précédemment enseigné —
dans un milieu alcalin constitué par de l'eau additionnée de bicar-
bonate de soude. Au cas où, soit par imprudence, soit par incurie,
le muguet ferait apparition, vous devrez exagérer les mesures de
propreté, passer à l'eau bouillante biberon et caoutchouc. Il sera
bon d'ajouter au lait un peu d'eau de Vichy pour alcaliniser le
tube digestif et de badigeonner la bouche après chaque tétée avec
un collutoire à la glycérine boratée. Le champignon, rencontrant
dès lors partout un milieu défavorable à sa culture, obéira à la loi
qui régit tous les parasites : ne pouvant reproduire, végéter en un
mauvais terrain, il ne tardera pas à disparaître avant d'avoir eu le
temps d'occasionner de plus grands dégâts.

Une autre affection assez commune chez les enfants de notre
région, *affection qui est contagieuse,* est constituée par des croûtes
épaisses, jaunâtres, allongées comme des stalactites, ressemblant
à des fragments de miel épaissi ou bien encore verdâtres comme
certaines mousses ; ces croûtes, que vous nommez communément
« croûtes de lait », constituent l'*impétigo*. Que de gentilles frimousses
d'enfants sont défigurées par cet horrible masque ! Et cependant,
si on conseille à une mère de faire disparaître ces croûtes dégoû-
tantes, elle se récrie, s'y oppose même de façon formelle,
prétextant que, supprimer ces productions hideuses, c'est vouer
sûrement l'enfant à des accidents formidables, à la méningite, par
exemple : « Le mal se portera en dedans », dit-elle.

C'est là un des préjugés les plus tenaces contre lesquels un
médecin ait à lutter. Il lui faut même un certain courage pour
proposer aux parents la cure de cette affection, car souvent,
comme vous allez le voir, les apparences lui donneront tort.

En effet, qu'est-ce que l'impétigo ? C'est une maladie parasitaire
due à des microbes vulgaires se développant de préférence sur des
enfants lymphatiques.

Ces germes infectieux se conduisent comme tous leurs congé-
nères. Comme les germes de l'infection purulente que je vous

décrivais l'autre jour, ils s'attaqueront aux *ganglions*, que vous verrez bientôt *grossir* jusqu'à atteindre la dimension d'une noix, sous la mâchoire, à la nuque, derrière les oreilles. Ces ganglions se développeront ainsi pour défendre l'organisme contre les microbes envahisseurs, mais souvent ils seront impuissants à arrêter cette invasion de barbares ; ceux-ci, se voyant arrêtés de ce côté, prendront d'autres chemins, c'est-à-dire d'autres lymphatiques qui, communiquant avec le cerveau, les conduiront droit à cet organe autour duquel ils feront de la méningite.

Supposez qu'au moment même où se fait cette invasion du cerveau par les parasites de l'impétigo, le médecin, consulté pour la première fois, ne pouvant savoir d'une façon précise jusqu'où ont pénétré ces hordes microbiennes, prescrive un remède qui doit les tuer infailliblement s'ils sont encore accessibles, que va-t-il arriver ? Les microbes, déjà à l'intérieur du crâne, sont devenus inaccessibles dans leur repaire, et la pommade prescrite ne pourra les empêcher de faire du pus, c'est-à-dire de la méningite. Alors surviendront la stupeur, les convulsions, et le médecin sera accusé d'avoir créé de toute pièce cette méningite dont il était cependant bien innocent, puisque c'était précisément pour tuer les germes avant qu'ils aient pénétré au cerveau qu'il formulait son onguent. Donc, mères de familles qui m'écoutez, suivez toujours sans les discuter les conseils de votre médecin, et n'hésitez pas à lui demander la divine panacée qui rendra à vos enfants un teint de lys et de rose, et, chose plus importante encore, empêchera l'éclosion d'une méningite toujours à redouter en cette affection. Et si, par une coïncidence malheureuse, celle-ci survient nopinément, n'en accusez pas le médecin, mais bien votre négligence et votre incurie, les seuls coupables.

Je n'ai cependant pas la prétention de vous avoir toutes convaincues, cela m'étonnerait fort, car la femme a des préjugés tenaces, — les commères ne sont-elles pas femmes ? — et certainement, pendant cette conférence, plusieurs d'entre vous, en entendant ce luxe de détails minutieux, ont dû sourire comme cette femme de la haute montagne qui, entrant un jour chez moi, à la cuisine, et voyant un appareil stérilisateur sur le feu, s'esclaffa en apprenant son usage, et ne put s'empêcher de s'exclamer : « Ah ! bien, moi, je n'ai pas tant pris de précautions. J'ai trois fils superbes, et cependant, à peine avaient-ils eu le temps de venir au monde, que je les nourrissais avec de la soupe et leur faisais boire du vin ! »

En effet, les fils de cette femme sont de beaux gars, d'une stature colossale. Lorsque je lui demandais si elle avait eu d'autres enfants, elle me répondit sans sourciller qu'elle en avait eu quatorze ! tous des garçons. Qu'étaient donc devenus les onze autres ? Tous étaient morts, dans les six premiers mois de la vie, tués par cette alimentation extraordinaire, et la bonne femme ne se demandait pas si, en suivant les principes d'une bonne hygiène, au lieu de trois beaux gars qui, par miracle, avaient survécu, elle n'en aurait pas onze de plus à donner à son pays.

Ne croyez pas que cette femme soit une exception : elles sont malheureusement trop nombreuses les mères de famille qui, par ignorance, croyant donner des forces à leurs petits enfants, les gorgent de vin, gavent de soupes indigestes ces petits estomacs faits pour digérer seulement le lait maternel.

Si tous ne meurent pas, tous sont frappés. Cette alimentation défectueuse mord profondément dans l'existence physique, atteignant la race même, et plus tard ce sont de pauvres petits avortons traînant cahin-caha leur misérable vie, futurs candidats à la phtisie, dont la baccille guette ces organismes débilités,

> Car c'est ainsi que sont les jeunes d'aujourd'hui ;
> Leurs mères les ont faits dans un moment d'ennui,
> Et qui les voit auprès des blancs sexagénaires,
> Plutôt que les enfants les estime les pères.
> Ils sont venus au monde avec des cheveux gris ;
> Comme ces arbrisseaux frêles et rabougris
> Qui, dès le mois de mai, sont pleins de feuilles mortes.
> Ils s'effeuillent au vent.....
>
> TH. GAUTHIER.

Janvier 1896.

CINQUIÈME CONFÉRENCE

REBOUTEURS, SOMNAMBULES ET SORCIERS

A la sortie d'une de nos conférences, un ami qu. m'accompagnat
me fit remarquer que je ferais peut-être œuvre aussi utile en vous
mettant en garde contre les rebouteurs et les somnambules plus ou
moins lucides auxquels beaucoup d'entre vous ont une foi aveugle,
— qu'en vous enseignant le développement d'un microbe et l'importance de ses toxines. Cette amicale observation me sembla assez
juste, et je viens aujourd'hui, poursuivant mon œuvre de salubrité
publique, essayer de donner un coup d'épaule à ces deux idoles
vermoulues qui ont encore, à l'heure actuelle, de nombreux ado-
rateurs.

On apprend aux enfants le danger du feu, de la poudre, des
allumettes : il faut de même enseigner aux hommes, — de grands
enfants par rapport aux choses de la médecine, — les inconvénients
qu'il y a à confier son corps à des charlatans en chambre ou de
tréteaux qui, connaissant bien la crédulité humaine, s'en vont criant

à tous les vents qu'ils possèdent la science infuse propre à la
guérison de tous les maux.

Avoir foi en une somnambule qui prétend voir à travers le corps
l'organe malade comme si son enveloppe avait la transparence du
cristal, — et cela sans recourir aux fameux rayons **X** dont vous avez
certainement entendu parler, — passe encore ! car certains faits
scientifiquement observés ont bouleversé les consciences, troublé la
raison, et l'amour du merveilleux est une des caractéristiques de
l'humanité. Tout homme n'a-t-il pas en effet, au fond de lui-même,
un levain de foi et de mysticisme, et si ce levain vient à fermenter
au contact de la science, le microbe de la crédulité se développe
en colonies innombrables et ne tarde pas à envahir l'individu tout
entier. Mais croire à la science d'un rebouteur, être convaincu qu'il
possède *un secret* pour guérir les brûlures d'un signe de croix,
remettre en place les membres luxés et réduire les os fracturés,
cela n'a pas le sens commun : on n'a plus, comme tout à l'heure,
l'excuse du merveilleux puisqu'on a tout simplement affaire à un
filou, à un charlatan fort vulgaire qui possède en effet un *secret,* —
mais non celui que vous pourriez imaginer, — *le secret de faire
croire que partout où il y a contusion, il y a fracture.*

C'est l'histoire de ce médecin, si joliment caricaturé dans un
ancien vaudeville, qui voit dans le jardin des Tuileries un enfant
tomber en jouant au cerceau, lui remet un bras qu'il ne s'était pas
démis et profite de l'attroupement pour distribuer des cartes aux
badauds.

Voici, par exemple, un homme qui a reçu un choc quelconque
dans le côté : la région est douloureuse, la respiration gênée, la
toux difficile. Inquiet de son état, il va trouver son médecin qui
lui tient à peu près le langage suivant : « Mon ami, vous n'avez
qu'une contusion, contusion toujours très douloureuse en cet endroit,
mais avec un bon bandage de corps, quelques badigeonnages à la
teinture d'iode, vous serez guéri dans quelques jours ». Notre
homme, étonné qu'une simple contusion puisse faire autant souffrir,
mécontent d'ailleurs de n'avoir qu'une contusion, — car beaucoup

mettent leur amour-propre à avoir de bons traumatismes qui. les
rendent intéressants, — s'en va d'un pas alerte (grâce au bandage
de. corps) vers celui qu'il croit un être supérieur et qui a su se
tailler une belle situation en cette spécialité : j'ai nommé le *rebouteur*. A peine a-t-il eu le temps de se dévêtir que celui-ci le palpe,
le tâte, le tripote en tous sens de façon brutale, *à le faire hurler de
douleur*, pour mieux lui démontrer, pour lui *suggérer* qu'il a je ne
sais combien de côtes cassées, enfoncées, un vrai amas d'os et de
sang meurtris qu'il lui remettra en place par des manœuvres qui,
pour être plus ou moins bizarres, n'en resteront pas moins fort
douloureuses.

Et notre bonhomme s'en va, meurtri un peu plus qu'avant, mais
content *quand même* d'avoir été si bien rhabillé. Qu'arrive-t-il
ensuite ? En quelques jours, la guérison de la contusion a lieu, et
notre homme, qui sait que la reconnaissance est une grande vertu,
se fait la réclame ambulante du brave rebouteur qui a si bien et
si vite guéri une aussi grave lésion, qui n'avait d'ailleurs qu'un
tort, celui de n'avoir jamais existé.

Ne croyez pas que ce soient là pures exagérations dites
pour amuser la galerie. Hier encore, un homme est venu me consulter, — chose merveilleuse, — en sortant de chez un rebouteur,
qui avait diagnostiqué du seul côté droit : sept côtes *cassées*, huit
d'enfoncées, total : quinze côtes ! Comme d'habitude on n'a que
douze côtes de chaque côté, il paraît que ce Christophe Colomb
d'un nouveau genre en avait découvert trois surnuméraires ! Tant
de côtes cassées ou enfoncées avaient tout de même effrayé le
malheureux patient, et il venait me consulter, — non pas au sujet
de ses côtes, — mais pour savoir s'il n'y avait pas encore par-dessus
le marché *des lésions internes*, — pour ces choses-là les rebouteurs
ont encore la naïveté de se déclarer incompétents.

Je l'examinai avec soin et... je ne lui trouvai que douze côtes,
toutes intactes. Comme je lui faisais observer cette absence de
toute fracture, lui de me répondre : — Dame ! il n'y a rien là
d'étonnant puisque, ce matin, le rhabilleur me les a remises.

N'est-ce pas, Messieurs, que voilà un rhabilleur très fort? Des os ressoudés en quelques heures, ce n'est pas précisément une chose banale !

Mais, quand il y a réellement une belle et bonne fracture, la guérison ne se produit pas aussi vite, et bien souvent ce n'est qu'au prix d'un raccourcissement, d'un chevauchement qu'il eût été facile d'éviter. Y a-t-il luxation ? le rebouteur, essentiellement ignorant de sa nature, — ce qui semblera un paradoxe à quelques-uns, — croit à une fracture, place un appareil inamovible, le vieux Scultet, par exemple, et le membre reste à tout jamais figé dans sa position vicieuse.

Je ne vous parlerai pas des fractures compliquées de plaies soignées par le charlatan : c'est là où les microbes de l'infection purulente s'en donnent à cœur-joie, une vraie noce ! — ça *purule* de tous les côtés. Combien de boîteux que je pourrais nommer sont les témoignages vivants de l'incapacité des rebouteurs! Et cependant on continue à leur confier les membres endommagés. Les boîteux, qu'importe ! car, dit le public, cette boîterie était fatale, puisque le rebouteur, malgré toute sa science, n'a pu l'empêcher ; à plus forte raison le médecin diplômé n'aurait pu y remédier.

Et les rebouteurs de continuer à prospérer ! La loi sur l'exercice illégal de la médecine ne semble pas avoir été faite pour eux, pas plus que pour cette autre variété d'écumeurs de la société qui, se disant en possession d'un secret pour guérir les cancers de la face, « les chancres », comme ils les nomment, détruisent chaque année, à grand renfort d'acide nitrique, un certain nombre de lèvres ou de nez, où fleurissaient de simples végétations eczémateuses, facilement curables sans ces hideux délabrements.

Le métier paraît être assez lucratif puisque certains officiers de santé n'ont point eu honte de se faire *rebouteurs,* et emploient cyniquement les mêmes procédés, les mêmes *trucs* que leurs confrères en charlatanisme. Qui sait ? peut-être se sentaient-ils, malgré leurs diplômes, incapables de soigner d'autres affections.

Quoi qu'il en soit, si vous réfléchissiez, si vous raisonniez un

peu, vous vous diriez que le médecin qui a étudié l'anatomie plusieurs années, que vous jugez capable d'enlever des tumeurs du
ventre, de couper une cuisse, de *recoudre des os,* doit être *a priori*
plus capable de soigner une fracture qu'un Monsieur quelconque
qui, un beau matin, en nouant sa cravate, se dit : « Tiens, je suis
dans la débine, si je me faisais rhabilleur ; ça ne doit pas être
très malin, le public est si nigaud ! Pourvu qu'un premier client
me tombe du ciel, mon affaire est faite : les autres arriveront
comme moutons de Panurge. J'en estropierai peut-être bien quelques-uns, mais qu'importe ! ce n'est pas mon affaire : ce sera leur
faute ; pourquoi auront-ils été assez sots pour se fier à moi ! »

La deuxième variété de charlatans, comme on dit en botanique,
est constituée par le genre *somnambule.* Ces somnambules sont des
personnes suffisamment intelligentes pour avoir deviné qu'il y avait
une mine d'or à exploiter dans cet instinct de crédulité, cet amour
du merveilleux qui, très développé chez le sauvage, n'en persiste
pas moins, à des degrés divers, comme une tare ancestrale, chez
l'homme civilisé.

Les récentes études sur *l'hypnotisme,* — c'est-à-dire la science
du sommeil provoqué, — ont donné comme un regain de popularité
à ces guérisseurs étranges, et je crois utile, pour mieux vous faire
comprendre ce qu'il faut penser de leurs pratiques, de vous exposer
tout d'abord d'une façon aussi claire que possible, — ce qui n'est
pas facile quoique nous nous trouvions, en un tel sujet, en compagnie de personnages *très lucides,* — ce qu'il faut entendre par le
somnambulisme scientifique, tel que l'ont fait les Charcot, les
Ch. Richet, les Liégeois, et.... bien d'autres ; on a émis tant
d'hypothèses controversées, bouleversé tant de consciences, qu'il
importe de jeter sur cette question troublante la vive lumière de
la science et de la saine raison.

L'*hypnotisme* n'est pas autre chose qu'un ensemble de phénomènes nerveux que l'on doit étudier au même point de vue scientifique
que d'autres faits physiologiques, tels que la circulation, la digestion, la respiration, etc., etc. Mais comme ces phénomènes ont un

caractère merveilleux, quelque chose de mystérieux, ils ont de tout temps vivement frappé l'imagination des peuples. Aussi peut-on dire que l'hypnotisme est vieux comme le monde, et sans remonter le cours des âges jusqu'aux Indous, aux Egyptiens, nous trouvons dans la littérature grecque de nombreux exemples de somnambulisme, dont le plus célèbre se rapporte à un de leurs sages, *Socrate*, qui s'hypnotisait en fixant le soleil, et restait immobile, debout, les yeux tout grands ouverts, d'un soleil à l'autre, dans un accès d'extase somnambulique. Que cet exemple ne vous étonne point ; cela ne veut pas dire que Socrate ne soit un grand philosophe. La dégénérescence sur certains points n'exclut pas le génie. Aristote a dit qu'il n'y a pas d'esprits supérieurs sans une dose de démence, et à Socrate halluciné que de noms illustres je pourrais ajouter ! César, Mahomet, Pierre-le-Grand étaient épileptiques ; Turenne, bègue ; Pascal, obsédé ; Rousseau, mélancolique ; Byron, scrofuleux ; Mozart et Wagner, névropathes, pour ne pas dire plus. Ce qui a fait dire à un écrivain que « c'est par les demi fous que l'humanité progresse, jouit, brille : sans eux, elle s'éteindrait dans le crétinisme ».

Au moyen âge, l'existence de sorciers, d'exorcistes, prouve d'une façon irrécusable l'existence du magnétisme. Pendant ces longs siècles d'ignorance, de misères et de terreurs, il y eut de véritables épidémies de somnambulisme, qui revêtirent un caractère mystique et terrifiant. On ne considéra que trop souvent alors comme possédés du démon de malheureux hystériques, sujets à des accès d'extase et de délire religieux. Le traitement était radical.... On les brûlait (*). Aujourd'hui, on se contenterait du drap mouillé. Les idées changent avec les époques.

Ce n'est qu'au dix-huitième siècle qu'on cessa de brûler les sorcières et les possédés du démon, mais cela ne veut point dire qu'on ne s'occupât plus de ces phénomènes étranges, en apparence

---

(*) On les brûlait comme cette pauvre fille du Poizat, dont je vous conterai tout à l'heure l'odyssée lamentable.

impénétrables, mais pleins d'attirance pour cette *fin de siècle,* siècle de névrosés, de surexcités, dans l'attente de grandes choses. Comme on l'a fait remarquer très justement, le dix-huitieme siècle devait fatalement produire *Mesmer.*

Mesmer était un médecin de Vienne, en Autriche, homme intelligent et instruit, dont l'esprit mystique, naturellement porté vers le merveilleux, croyait à l'influence du soleil et de la lune sur les corps vivants, au moyen d'un fluide subtil, qu'il appela le *magnétisme animal.*

Forcé de quitter Vienne, — on ne sait trop pourquoi, — il vint à Paris, où son succès fut immense : tout le monde voulut être *magnétisé.* L'état des esprits à cette époque suffit à expliquer une si prodigieuse réussite. En effet, la philosophie des encyclopédistes avait profondément ébranlé les croyances religieuses, et beaucoup d'esprits se trouvèrent comme désemparés et sans appui ; ils se jetèrent dans des croyances pseudo-scientifiques qui n'avaient de la science que le nom.

D'ailleurs, Mesmer usait — comme tous les magnétiseurs qui vinrent après lui — d'une mise en scène imposante, propre à frapper fortement les imaginations.

Dans une grande salle était une cuve en bois de chêne de quatre à cinq pieds de diamètre, d'un pied de profondeur, *s'enchâssant* dans une autre cuve ou *baquet.* Au fond se trouvaient des bouteilles disposées en rayons convergents et remplies d'une *eau magnétisée.* Du couvercle partait une grande corde dont les patients entouraient leurs membres sans la nouer. Tout-à-coup, on entendait des sons d'harmonica, de clavecin, des voix humaines chantaient des mélodies charmeuses. Les femmes, créatures très impressionnables, ne tardaient pas à entrer bientôt en crise. C'étaient d'abord des bâillements, des tremblements, des éclats de rire sardoniques, des gémissements douloureux, des torrents de pleurs — se terminant dans une véritable attaque convulsive : ce qui fit donner à la salle où opérait Mesmer, en habit lilas, tenant à la main une baguette magique, le nom d'*Enfer aux convulsions.*

Cet enfer attirait autour du thaumaturge autrichien une foule de jeunes seigneurs et de belles dames, cherchant qui du soulagement, qui des émotions. Ces scènes extraordinaires finirent par émouvoir la conscience et la moralité publiques : le gouvernement intervînt et supprima ces séances à grand orchestre. Une vérité féconde, mais naissante, la guérison des maladies par le magnétisme animal, avait été étouffée par le charlatanisme et la mise en scène de Mesmer.

Mais la cause n'était pas complètement perdue, et bientôt un de ses élèves, le marquis Armand de Puységur, rejetant l'attirail de Mesmer, prouva qu'on pouvait produire au moyen de simples « passes », sans aucune mise en scène imposante, sans rien qui frappe l'imagination, un état spécial auquel sa ressemblance avec le somnambulisme naturel a fait donner le nom de *somnambulisme provoqué*.

En 1862, un chirurgien anglais, de Manchester, Braid, constata que la fixation du regard sur un objet brillant maintenu immobile au-dessus des yeux produisait rapidement l'insensibilité et un sommeil auquel il donna le nom d'*hypnotisme nerveux*. Cette découverte avait une importance capitale, car elle démontrait que pour produire le somnambulisme il n'était pas nécessaire de supposer une *action spéciale du magnétiseur sur le magnétisé*, puisque la fixation d'un regard sur un objet quelconque suffisait à produire cet état particulier. Cette nouveauté scientifique, d'abord mal accueillie, fut étudiée de nouveau vers 1869 par le professeur Azam, de l'école de médecine de Bordeaux, qui fut surtout frappé de l'insensibilité générale des sujets hypnotisés ; on essaya même et avec succès d'opérer des tumeurs pendant le sommeil hypnotique.

Puis ce furent les très importants travaux du docteur Liébault, le fondateur de l'école de Nancy, ceux de Ch. Richet entrepris sur les malades des hôpitaux de Paris pendant son internat (1879). Pendant ce temps, les phénomènes spirites (tables tournantes, esprits frappeurs, etc.) faisaient leur entrée dans le monde, et le

Père Lacordaire reconnaissait le magnétisme dans son existence du haut de la chaire de Notre-Dame. L'ordre prophétique force l'humanité à s'incliner devant Dieu. « Plongé dans un sommeil factice, l'homme voit à travers les corps opaques : il indique des remèdes qui guérissent, il paraît savoir des choses qu'il ne savait pas ».

L'enthousiasme devînt général, et les idées nouvelles prirent leur vol à travers le monde où elles trouvèrent des adeptes jusque dans les rangs du clergé. Malgré les condamnations de la Sainte-Inquisition et des Académies, les somnambules continuèrent à voir à travers les corps opaques, à prédire l'avenir et à prescrire les remèdes, comme si Inquisition et Académies n'avaient rien dit.

Mais ce ne fut qu'à partir de 1876 que ces phénomènes furent sérieusement étudiés et que le somnambulisme, après tant de vicissitudes, entra enfin dans une voie scientifique. Voici à quelle occasion se produisirent ces nouvelles études :

Un homme qui croyait sa fin prochaine écrivit une lettre à notre grand physiologiste, Claude Bernard, pour l'avertir qu'il désirerait beaucoup, avant de mourir, savoir s'il ne s'était point illusionné sur des phénomènes observés par lui pendant un quart de siècle et consistant en ce fait que certains métaux appliqués sur diverses régions du corps pouvaient rendre à des hystériques la sensibilité dont elles étaient privées depuis de longs mois. Claude Bernard voyant là une demande dictée par un sentiment honorable fit nommer une commission composée de Charcot, de Luys, de Dumontpalier, qui, après une série d'expériences qui durèrent une année, confirma la théorie *métallothérapique* du docteur Bürq.

A partir de cette époque, Charcot étudia, à la Salpétrière, non seulement l'action des métaux sur la sensibilité, mais encore les autres phénomènes de l'hypnotisme « qu'il venge de ses mésaventures académiques en lui faisant faire une entrée triomphale à l'Académie des sciences ». (Binet et Féré.)

A côté de ces recherches toutes scientifiques et dictées par un esprit humanitaire, des magnétiseurs ambulants recherchent en des exhibitions publiques une popularité de mauvais aloi, et chaque jour vous pouvez lire à la quatrième page de vos journaux quotidiens des réclames de somnambules extra-lucides prétendant connaître non seulement l'avenir, mais encore le secret de toutes les maladies. Vous vous demandez alors s'il faut croire ou douter ; car un vague écho des choses mystérieuses et terrifiantes du somnambulisme est parvenu jusqu'à vous à propos de crimes prétendus *suggérés,* et vous ne savez pas si le somnambulisme de Mme XXX, somnambule extra-lucide et grande cartomancienne, est le même que le somnambulisme d'un Charcot ou d'un Liégeois.

C'est pour mieux vous faire saisir cette différence que je vais vous montrer de façon sommaire les phénomènes de l'hypnotisme, tels que les ont observés les savants des écoles de la Salpétrière et de Nancy.

Pour hypnotiser, il faut d'abord trouver des sujets susceptibles d'entrer en somnambulisme.

Contrairement à l'opinion répandue, ces sujets ne sont pas rares. Pas n'est besoin, en effet, d'hystériques ; le somnambulisme s'obtient avec la plus grande facilité chez les enfants, les vieillards, hommes de toutes constitutions et de tempérament différent.

Les hommes peu habitués à laisser vagabonder leur imagination dont la pensée, selon une expression de Beaunis, se *cristallise* facilement, tels que les paysans, les soldats, les ouvriers, se laissent plus facilement endormir que les hystériques dont la grande mobilité d'esprit les empêche de fixer fortement leur attention sur une seule idée, celle du sommeil. N'allez donc pas croire que les femmes seules soient hypnotisables ; les hommes peuvent tout aussi facilement être mis en état de somnambulisme.

Parmi les procédés employés pour déterminer le sommeil hypnotique, le plus habituel, c'est la *fixation du regard*. Vous dites au sujet :

« Regardez-moi bien fixement », et, au bout d'un temps dont la durée varie avec les sujets, vous voyez ses paupières se fermer, comme celles de quelqu'un qui dort le sommeil naturel.

Vous pouvez aussi, comme le faisait Braid, lui faire fixer un objet quelconque, en le lui plaçant près des yeux et un peu au-dessus, de façon à le faire loucher légèrement.

Cette fixation du regard sur un objet était d'ailleurs connue des anciens mystiques, et un certain Siméon, moine du moyen âge, donnait à ses confrères la recette suivante pour se procurer cet état de contemplation béate si cher aux religieux de cette époque :

« Etant seul dans ta cellule, dit le bon moine, ferme ta porte et t'assieds en un coin. Elève ton esprit au-dessus des choses vaines et passagères, ensuite appuie ta barbe sur ta poitrine, tourne les yeux avec toute ta pensée au milieu de ton ventre, c'est-à-dire au nombril. Retiens encore ta respiration, même par le nez ; cherche dans tes entrailles la place du cœur où habitent pour l'ordinaire toutes les puissances de l'homme. D'abord tu y trouveras des ténèbres épaisses et difficiles à dissiper ; mais si tu persistes dans cette pratique nuit et jour, tu y trouveras, merveille surprenante, une joie sans interruption, car sitôt que l'esprit a vu la place du cœur, il y voit ce qu'il n'a jamais vu : il voit l'air qui est dans le cœur et se voit lui-même lumineux et plein de dévoûment. »

Je vous livre ce procédé, pour le moins original, et si vous en avez l'envie et le temps, contemplez votre nombril : vous y verrez peut-être les merveilleuses choses annoncées par le Père Siméon.

On obtient un sommeil plus rapide qu'avec le procédé de ce brave moine en faisant fixer, comme le faisait Luys à la Charité, des *miroirs à alouettes* animés d'un mouvement rapide de rotation qui détermine une fatigue des yeux et produit ainsi le sommeil.

A la Salpétrière, Charcot endormait en faisant entendre à ses « sujets » un bruit soudain et éclatant, tel que celui d'un tam-tam, d'un sifflet, d'un gong chinois.

Quel que soit le procédé employé, on ne réussit pas toujours à déterminer le sommeil dans une première séance d'hypnotisation : il faut souvent faire subir au sujet une sorte d'éducation ; habituellement, au bout de quelques séances, le résultat est obtenu.

Mais, dès que le sujet a été endormi plusieurs fois par vous, il est en votre pouvoir, et on peut alors provoquer le sommeil *par n'importe quel procédé.* Ainsi vous n'auriez qu'à dire au sujet : « Vous dormirez dans tant de minutes », pour que le sommeil se produisît à la minute fixée. Car, une chose très remarquable chez les somnambules, c'est l'*appréciation du temps.* Vous dites à un sujet : Vous dormirez cinq minutes, dix minutes, une demi-heure, et le sommeil dure exactement le temps prescrit.

Chez les somnambules, toutes les sensations et les impressions peuvent acquérir un degré remarquable de finesse et d'acuité ; cette aptitude de mesurer le temps, à peine ébauchée à l'état ordinaire, revêt, sous l'influence de la suggestion, une intensité et une précision inconnues. De même les Indiens du Pérou reconnaissent dans la nuit, par l'odorat, la présence d'un étranger à une distance considérable, tandis que nous autres Européens en sommes totalement incapables.

Deux sujets hypnotisables peuvent s'endormir réciproquement, en se regardant fixement tous les deux, et, si l'on en croit certains hypnotiseurs, il serait même possible de faire passer une personne endormie, sans la réveiller, du sommeil naturel au sommeil hypnotique.

Quand on essaye pour la première fois d'endormir un sujet, celui-ci peut toujours résister en ne se prêtant pas au procédé que l'on veut employer. Ainsi le rire est un excellent moyen d'éviter le sommeil provoqué. Dès que la personne que vous voulez endormir se met à rire et tourne la chose en plaisanterie, vous pouvez cesser votre tentative : elle ne réussirait pas. Mais il n'en est plus de même pour ceux qui ont déjà été endormis plusieurs fois. Ils sont absolument sous la puissance de celui qui les endort habituellement, et toute résistance de leur part est impossible. Vous pouvez leur suggérer toutes sortes d'actes, même les plus compliqués.

Comme vous le devinez sans que j'y insiste, les conséquences les plus sérieuses au point de vue de la moralité peuvent résulter de cet assujettissement à la volonté d'un autre. Aussi ne vous laissez jamais hypnotiser par personne ; on pourrait abuser de vous dans une intention coupable.

Le *réveil* s'opère en général avec la plus grande facilité. Il suffit de souffler sur les yeux, d'agiter un éventail devant la figure ou de dire simplement : « Réveillez-vous », pour que le réveil se fasse.

On peut aussi rattacher le réveil à un acte quelconque. Ainsi on peut dire au sujet : « Vous vous réveillerez quand je vous mettrai la main sur le front, quand je vous toucherai le bras, quand je vous dirai tel nom ».

Mais il n'est pas rare qu'en se réveillant le sujet se plaigne d'un violent mal de tête. Aussi a-t-on toujours soin de suggérer au sujet, pendant son sommeil, qu'à son réveil il n'aura pas mal à la tête et qu'il se sentira très bien.

Je vous ai dit la manière d'endormir et de réveiller un sujet je vais maintenant vous décrire les caractères généraux de l'état somnambulique, d'après les travaux de l'école de la Salpétrière.

Dans cette description, nous pénétrerons en plein dans le merveilleux ; beaucoup de phénomènes, à l'heure actuelle, ne sauraient être encore expliqués, et les résultats obtenus tiennent du miracle : mais tout ne paraît-il pas miraculeux au début des découvertes nouvelles ? Les chemins de fer furent déclarés impossibles, le phonographe fut attribué, par l'académicien Bouillaud, à un effet de ventriloquie.

Comme le disait Dumontpallier, au Congrès hypnotique en 1889 : « Oui, certaines expériences sont troublantes pour l'esprit qui, « voudrait se reposer dans le quiétisme ; mais, quoi qu'on pense

» les phénomènes existent ; ils sont ; on sait dans quelles conditions
» on peut les produire, en mesurer l'intensité, la durée, en com-
» mander le souvenir ou l'oubli aux sujets en expérience ; oui, tout
» cela est troublant, mais cela est, et force est bien de le recon-
» naître et d'en accepter les conséquences. »

Je suppose donc que vous présentiez à un sujet hypnotisable, comme le faisait Braid, un objet brillant près des yeux et un peu en haut ; vous verrez le sujet loucher, ses yeux devenir humides et brillants, son regard fixe, la pupille dilatée. Puis bientôt ses paupières s'abaisseront et son aspect sera alors celui d'une personne qui dort du sommeil le plus profond : les membres sont pendants et flasques et, remarquez bien ce phénomène parce qu'il sert à différencier cette période du sommeil de la période suivante, si après les avoir soulevés on les abandonne à eux-mêmes, ils retombent lourdement.

C'est la période de *léthargie*. Ce qu'il y a de plus remarquable dans cette première phase du sommeil provoqué, c'est la propriété qu'ont les muscles du corps de se contracter sous l'influence du moindre attouchement. Si vous frictionnez la partie antérieure de l'avant-bras du léthargique, vous verrez aussitôt sa main se replier, se fléchir avec une intensité extrême et vous pourrez suspendre le sujet par cette main recourbée sans parvenir à la faire fléchir. Pour la ramener à l'état normal, il n'y a qu'un moyen, c'est de frictionner la partie opposée à celle que vous avez frictionnée primitivement, c'est-à-dire l'avant-bras, un peu au-dessus du dos de la main.

L'insensibilité est complète ; vous pouvez piquer le sujet, le torturer, lui traverser le bras de longues aiguilles, lui faire subir toutes les opérations possibles sans qu'il manifeste aucune douleur. On a profité de cette insensibilité pour faire des opérations chirurgicales, — couper des cuisses, enlever des tumeurs, — avec insensibilité complète à la *douleur*, mais la sensibilité *au contact* persiste, car les sujets sentent le froid de l'acier des instruments.

Mais, comme il faut un temps considérable et des préparations pour endormir les sujets, on a recours aujourd'hui à des procédés plus rapides et plus sûrs : le chloroforme ou l'éther.

Certaines personnes peuvent tomber en cet état de léthargie spontanément, sans provocation aucune. De temps en temps, dans les journaux, on lit quelques-uns de ces faits sensationnels. C'est ainsi qu'au village de Thénelles, dans le département de l'Aisne, vivait, il y a quelques années, une jeune fille qui dormait d'une façon continue depuis *quatre ans*. Le sujet était tombé en cet état à la suite d'une frayeur intense, et on était obligé de la nourrir en lui versant dans la bouche des aliments liquides.

Si, de ce sujet qui semble dormir un sommeil naturel, vous soulevez les paupières, vous le faites passer de la première période à la deuxième période du sommeil hypnotique, et cette deuxième phase s'appelle la *catalepsie*.

Par cet acte de soulever les paupières, il semble en quelque sorte que la lumière vient éclairer le cerveau et le douer de propriétés nouvelles.

On peut encore faire passer certains sujets directement de l'état naturel de veille à l'état de catalepsie, sans les faire passer par la période de léthargie, mais pour cela il faut des sujets bien *entraînés*, tels que ceux dont Charcot usait à la Salpétrière.

Dans une salle où se trouvaient plusieurs *sujets* causant entre eux, tout à coup un coup de gong chinois éclatait, subit, strident, et, instantanément, tous ces sujets se trouvaient comme *figés* dans la position qu'ils occupaient au moment où retentissait le bruit hypnotiseur. Les uns se trouvaient debouts, d'autres assis, d'autres à genoux ou en marche, et restaient dans cette attitude avec une expression très dramatique de frayeur sur la face et dans le geste.

Ce qui différencie cet état de la léthargie, c'est l'aptitude du sujet à prendre toutes les poses qu'on lui donne. Soulève-t-on un membre, un bras, par exemple, celui-ci, au lieu de retomber lour-

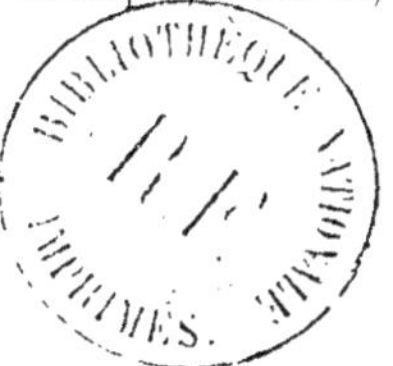

7

dement, comme dans l'état léthargique, reste dans la position où on l'a placé. Les yeux ne sont plus fermés ; ils sont largement ouverts ; le regard est fixe et la physionomie impassible.

Comme dans la léthargie, on peut déterminer des contractures intenses par la friction des muscles, et si cette friction s'étend à tous les groupements musculaires, vous obtenez une raideur cadavérique, une rigidité analogue à celle d'une barre de fer, et permettant des expériences à sensation comme celle que vous voyez représentée sur cette projection : le sujet est étendu dans le vide, sa tête et ses pieds portent seuls sur des dossiers de chaise. Vous pourriez monter sur le corps d'un tel sujet, vous y asseoir sans que sa rigidité fléchisse un seul instant.

Une expérience fort curieuse consiste à dédoubler en quelque sorte l'individu : on le plonge d'abord en léthargie, puis, cela fait, on soulève la paupière d'un seul côté, et ce côté seul sera en catalepsie, c'est-à-dire que, du côté de la paupière ouverte, le bras soulevé restera dans l'espace, en la position qu'il vous aura plu de lui donner, tandis que le bras du côté de la paupière qui est resté fermée retombera lourdement, s'il vous prend fantaisie de le soulever.

Cette période de catalepsie est aussi la période d'un très curieux phénomène que l'on appelle le *transfert*. Regardez attentivement cette nouvelle projection que je fais passer dans le cercle lumineux de l'écran. Vous voyez cette femme dont le bras et la main droites reposent mollement étendus sur le bord de cette table et dont la main gauche est violemment fléchie en une contracture puissante, le coude appuyé sur le bras du fauteuil. Eh bien, si l'on place un aimant sous le bras droit de cette jeune femme, vous verrez, comme vous le montre cette autre projection, la contracture changer de côté ; peu à peu, la main gauche, primitivement contracturée, s'est défléchie pour s'allonger mollement sur le bras du fauteuil, pendant que la droite se contracturait peu à peu pour prendre la flexion si prononcée qu'avait un instant auparavant la main gauche. Il y a eu, en quelque sorte, échange entre les deux mains ; la contracture a été *transférée* par l'action de l'aimant d'un bras à un autre.

Mais le phénomène le plus intéressant de la catalepsie, c'est la production chez le sujet d'*émotions variées*, au gré de l'hypnotiseur, qui peut pétrir à sa guise cette masse inerte, ce cadavre cataleptique d'où la pensée semble absente. C'est une cire molle dans laquelle on peut imprimer les émotions les plus diverses. « Nouveau Pygmalion, l'hypnotiseur anime Galathée et, de ce marbre vivant, fait un être impulsif et actif. »

Ces émotions les plus bizarres, il arrivera à les produire par *suggestion,* c'est-à-dire par implantation de sa volonté chez son sujet, implantation qui se fera ici *non par la parole, mais par le geste ou la mimique.* Pas n'est besoin de paroles, d'ordres verbaux pour faire naître ces émotions, de simples mouvements expressifs suffisent. Ainsi s'il rapproche les bras du sujet de la bouche, comme pour lui faire envoyer un *baiser,* on voit le sujet sourire délicieusement. Si, au contraire, il lui ferme les poings, les sourcils se contractent et la figure exprime la colère.

L'immobilité de statue et l'expression tragique de la physionomie du cataleptique forment un curieux contraste.

Non seulement on peut imposer au sujet des attitudes variées, mais on peut aussi lui faire faire des mouvements en usant toujours du geste et de la mimique ; il semble y avoir association des mouvements comme il existe une association des idées.

Le sujet dont vous avez rapproché les mains de la bouche pourra envoyer indéfiniment des baisers. Si vous approchez sa main de son nez, il se mouchera. Si vous mettez ses bras en croix, sa tête s'inclinera, comme vous le fait très bien voir la projection actuelle, avec une expression de souffrance remarquable, comme celle d'un crucifié. On peut placer l'hypnotisé sur une chaise et lui dire d'en tenir les pieds avec les mains ; si on se met à marcher derrière lui, en faisant sonner ses pas, le bruit de la marche réveille aussitôt l'impulsion à la marche et l'on voit l'hypnotisé suivre l'hypnotiseur à reculons en tenant toujours la chaise qu'il traîne derrière lui, comme l'escargot traîne sa maison.

Mais, je vous prie, considérez attentivement cette belle projection qui se dessine en ce moment sur l'écran. Rien, n'est-ce pas, de plus gracieux et de plus artistique que cette jeune femme ; le visage a pris une expression séraphique qui l'idéalise d'une façon spéciale ; elle est en *extase musicale*, et au moment *psychologique* où l'appareil photographique a fixé son image, elle entendait sans doute les sons voilés, harmonieux d'un clavier dont on jouait à côté d'elle.

Met-on un pain de savon entre les mains d'un cataleptique, vous le voyez frotter immédiatement ses mains l'une contre l'autre comme pour les laver ; si, au contraire, c'est un parapluie, il l'ouvre et s'abrite dessous en frissonnant, comme s'il sentait réellement venir l'orage. L'automatisme a été provoqué ici par le *rappel* de l'usage d'un objet. Mais jamais vous ne pourrez lui suggérer des actes absolument *conscients* : une plume que vous lui mettrez entre les doigts ne le fera pas écrire.

Si le cœur vous en dit, vous pourrez, au gré de votre désir, le transformer encore en phonographe, le faire chanter, crier, tousser, parler en plusieurs langues ; il répétera le tout avec une facilité étonnante.

Vous pouvez enfin, grâce à l'association des idées et des mouvements, lui suggérer des émotions excessivement curieuses. Si, avec le doigt, vous imitez les courbes aériennes que fait un oiseau qui vole, il cherchera à le saisir, et si vous faites le geste de poser l'animal ailé sur le doigt, il le caressera avec une expression joyeuse. Faites-vous semblant de cueillir des fleurs, vous le voyez se baisser, cueillir des fleurs imaginaires, en respirer avec délice le parfum, absolument comme s'il se trouvait dans un magnifique jardin. Tracez-vous sur le sol des mouvements de reptation, sa figure prend une tragique expression d'effroi ; le sujet recule épouvanté : à ces mouvements spéciaux, il a cru deviner la présence d'un serpent sous l'herbe.

Si, de ce sujet en catalepsie, vous frictionnez le sommet de la tête, il semble que vous fassiez, par ce simple acte vibrer, s'allumer, agir d'autres sphères mentales qui n'agissaient pas dans les états précédents. Le sujet passe dans la troisième et dernière période du sommeil hypnotique : la période de *somnambulisme* proprement dit. Il y a une différence à peine sensible entre le même sujet à l'état de veille et à l'état de somnambulisme : la physionomie est la même, les yeux sont ouverts ou mi-clos, la voix seule diffère de timbre, car à un sujet en état de somnambulisme, vous pouvez faire dire tout ce que vous voudrez.

C'est la période des *suggestions verbales,* des *hallucinations.* Le cerveau devient une cire plastique pour ce qu'on veut lui faire voir, croire, exécuter.

Ce qui frappe d'abord, c'est l'*augmentation de la mémoire,* qui devient plus vaste, tellement vaste, qu'elle a pu faire croire à une lucidité miraculeuse. Une expérience de Ch. Richet met bien en relief ce phénomène :

« J'endors... je lui récite quelques vers, puis je la réveille. Elle n'en a conservé aucun souvenir. Je la rendors de nouveau, elle se rappelle parfaitement les vers que je lui ai récités. Je la réveille : elle a oublié de nouveau. »

Une somnambule étant dans le cabinet du docteur Charcot, survient le docteur Parrot, médecin de l'hôpital des enfants assistés. Elle le nomme, et cependant elle ne l'avait pas vu depuis l'âge de deux ans, où elle avait été soignée par lui dans cet hospice.

D'ailleurs cette augmentation de la mémoire peut se retrouver dans le cours de certaines fièvres.

Une jeune fille, rapporte un auteur anglais, prise de délire au cours d'une fièvre grave, se mit à parler une langue étrangère que l'on reconnut pour du gallois, langue que personne ne lui avait entendu parler avant sa maladie, et dont elle ne savait plus un mot après sa guérison. Renseignements pris, on sut que, née dans le pays de Galles, elle en avait parlé l'idiome dans son enfance, mais que, par la suite, elle l'avait entièrement oublié. Il lui avait fallu un accès de fièvre pour s'en souvenir. De même les rêves ne font-ils pas souvent réapparaître à nos yeux des personnages oubliés ?

Pendant son sommeil, l'hypnotisé se rappelle parfaitement ce qui s'est passé, soit pendant l'état de veille, soit pendant les sommeils provoqués antérieurs ; mais, à son réveil, il a tout à fait oublié ce qui s'est passé pendant le sommeil provoqué. Une malade d'hôpital ayant bu son chocolat pendant son sommeil hypnotique, le cherchait vainement à son réveil, et, indignée, furieuse, elle accusait sa voisine de le lui avoir dérobé.

En l'état de somnambulisme, tous les sens sont susceptibles de troubles et d'hallucinations. Les sujets sont capables de voir, d'entendre, de goûter, de sentir, de toucher des objets imaginaires.

On suggère à la malade, par exemple, comme le faisait Charcot, de voir un portrait sur un carton absolument blanc, où rien n'est écrit, ni gravé ; puis, ce carton, vous le mélangez avec une douzaine de cartons tous semblables en apparence. Au réveil, vous priez le sujet de parcourir cette collection de cartons ; il le fait sans comprendre pourquoi ; puis, quand il aperçoit le carton sur lequel on lui avait dit être un portrait, il y retrouve ce portrait imaginaire.

Il est probable que, dans ce cas, un point de repaire insignifiant, un grain du papier, par exemple, invisible à un homme en état ordinaire, fixe, grâce à une augmentation de l'acuité visuelle, l'image dans le cerveau du sujet.

Pour mieux vous faire saisir ces hallucinations fort intéressantes de cette période du sommeil hypnotique, je vais vous citer un exemple emprunté à Ch. Richet.

Sous l'influence de la suggestion, Mme A., respectable mère de famille, subit les métamorphoses suivantes :

En paysanne : Elle se frotte les yeux, s'étire. — « Quelle heure est-il ? Quatre heures du matin. » *Elle marche comme si elle faisait traîner ses sabots.* « Voyons ! il faut que je me lève ! Allons à l'étable. Hue ! la Rousse ! Allons, tourne-toi... » *Elle fait semblant de traire une vache.*

En prêtre : Elle s'imagine être l'archevêque de Paris. Sa figure prend un aspect très sérieux. A part : « Il faut pourtant que j'achève mon mandement ». *Elle se prend la tête et réfléchit. Haut :* « Ah ! c'est vous, M. le grand vicaire, que me voulez-vous ? Je ne voudrais pas être dérangé !... Oui, c'est aujourd'hui le 1ᵉʳ janvier, et il faut aller à la cathédrale.... Toute cette foule est bien respectueuse, n'est-ce pas, M. le grand vicaire ? Il y a beaucoup de religion dans le peuple, quoi qu'on fasse. Ah ! un enfant, qu'il approche, je vais le bénir... Bien, mon enfant. » *Elle lui donne sa bague imaginaire à baiser.*

Pendant toute cette scène, avec la main droite, elle fait, à droite et à gauche, des gestes de bénédiction.

Voici, n'est-ce pas, un très joli exemple d'hallucinations suggérées. Mais, me direz-vous, tout cela n'est peut-être que de la simulation : le sujet vous trompe ; il n'est pas plus endormi que moi.

Non, Messieurs, il n'y a pas là simulation, car on peut lui suggérer des phénomènes qu'il lui serait impossible de simuler à l'état de veille.

On peut lui suggérer que son cœur bat 150 pulsations à la minute, et son cœur battra 150 pulsations. On peut, chose plus étonnante, lui suggérer qu'on lui applique un vésicatoire sur le bras — vésicatoire imaginaire, bien entendu, — et bientôt apparaîtront de la rougeur et une belle bulle pleine de sérosité, comme si on avait réellement appliqué un vésicatoire. Suggérez-lui qu'il a aux pieds et aux mains des plaies, et ces régions seront le siège de fluxions, de sueurs de sang et même de véritables plaies, ainsi qu'ont pu l'observer nombre d'expérimentateurs.

Après avoir duré un temps fort variable, qui peut aller de quelques minutes à plusieurs heures, l'accès de somnambulisme se termine de lui-même ou bien sa fin est provoquée par l'expérimentateur. Le sujet ouvre les yeux, semble sortir d'un profond sommeil, regarde autour de lui avec étonnement et ne conserve aucun souvenir de ce qui s'est passé pendant cet accès : « C'est une page arrachée du livre de sa vie. » (Azam).

Voilà, Messieurs, en quoi consiste l'hypnotisme, et, en présence de ces faits, il n'est pas étonnant qu'on ait songé à en tirer parti pour le traitement de certaines maladies, et c'est surtout chez les hystériques et les aliénés qu'on a obtenu les plus beaux résultats. Certains de ces derniers ont été guéris de troubles de la vue : les uns prenaient le rouge pour du noir ; d'autres le bleu pour du vert, le vert pour du blanc, le jaune pour du rouge, le violet pour du jaune. On leur a rendu, en les hypnotisant, la vision normale.

Des bourdonnements d'oreilles, fort désagréables aux malades, ont été guéris de cette façon.

Des paralysies *nerveuses* ont disparu comme par enchantement à la suite d'une suggestion.

Une malade du docteur Voisin cherchait à attenter à ses jours parce qu'elle entendait la voix de son père mort qui l'appelait du fond du tombeau. Une séance d'hypnotisation a suffi à faire disparaître cet état.

La mémoire peut être également développée.

« J'ai pu, dit le docteur A. Voisin, faire apprendre à des arriérés sans instruction et leur faire réciter, par cœur et sans faute, des pages entières de la Bible, telles que la Généalogie de Jésus-Christ dans saint Mathieu, des versets entiers de fables, de longues pièces de vers, la table de Pythagore. »

« J'ai encore pu, ajoute-t-il, transformer absolument du tout au tout les habitudes de penser, d'agir, d'enfants et de certains adolescents. Je leur ai fait aimer le bien, alors qu'ils n'aimaient que le mal. Je les ai amenés à détester les vices auxquels ils s'adonnaient : c'est ainsi que j'ai fait disparaître chez eux les habitudes de mensonge, de vol. »

D'autres médecins ont guéri des personnes de la peur, de la maladie du doute, de la crampe des écrivains.

Mais, Messieurs, comme vous avez pu le remarquer pendant que je vous énumérais ces guérisons, il s'agit toujours là d'affections du système nerveux sur lesquelles l'imagination est toute puissante : il s'agit de tremblements, de peur, de paralysies *hystériques,* mais jamais d'affections organiques avec lésions constatables à l'autopsie.

Jamais il n'est question de tumeurs ayant disparu comme par enchantement à la suite d'une séance de suggestion. Jamais on n'a pu guérir une des maladies infectieuses dont je vous parlais un jour, par ces pratiques d'hypnotisme ; je le répète, il s'agit toujours d'affections *nerveuses,* sur lesquelles l'imagination a une très grande prise.

Comme dit Montaigne : « C'est un grand ouvrier de miracles que l'esprit humain ». En effet, « la folle du logis », — pour me servir d'une expression de Pascal, parlant de l'imagination, — est capable de grandes choses : elle peut créer d'emblée des sensations et, pour vous le prouver, je vais vous citer un exemple emprunté à Carpenter.

Un procureur fiscal fut chargé de diriger l'exhumation du corps d'un enfant nouveau-né qu'on supposait avoir été empoisonné par sa mère. Quand le cercueil fut exhumé, le procureur déclara qu'il sentait déjà l'odeur de putréfaction du cadavre, et, se trouvant mal, tomba sans connaissance. A l'ouverture, le cercueil était vide.

La peur n'est pas autre chose qu'un produit d'imagination, et cependant ses conséquences sont quelquefois terribles. Des individus, sous l'action soudaine et intime de la peur, voient leurs cheveux blanchir en quelques instants.

N'a-t-on pas vu des condamnés à mort tomber foudroyés à la lecture de la sentence les condamnant à la peine capitale ? Aussi n'y a-t-il rien d'étonnant, de *merveilleux,* à ce que l'hypnotisme, en agissant fortement sur l'imagination, sur une faculté capable de fournir à elle seule de si grands désordres organiques, arrive à guérir certaines affections relevant de l'action du système nerveux.

De même les *manifestations spirites* peuvent s'expliquer par la seule concentration de l'esprit du sujet, surtout lorsque celui-ci s'attend à ce qu'il va se passer quelque chose. Rien d'étonnant à ce que des personnes ayant foi dans le spiritisme, et après être restées longtemps dans un tel état d'*attention expectante,* finissent par voir des apparitions lumineuses, par sentir des parfums de fleurs, par percevoir le contact léger de mains qui voltigent dans l'air, par entendre des voix ou des sons de musique divine. Les *esprits frappeurs* n'ont jamais produit d'effet que sur les esprits faciles à frapper.

Mais que dire, Messieurs, de ces somnambules de tréteaux qui, mettant à profit la crédulité publique, prétendent guérir les affections les plus diverses : cancer, phtisie, maladies de cœur ou du foie ?

Une somnambule, très courue des habitants de notre région, habite Genève. Vous la connaissez certes mieux que moi, car je ne serais pas étonné d'apprendre que plusieurs d'entre vous soient allés la consulter maintes fois. Je vais choisir un fait entre mille qui suffira, je pense, à vous édifier sur le danger qu'il y a à confier sa santé à ces charlatans sans vergogne et sans conscience, dont les conseils sont quelquefois aussi mortels qu'un coup d'épée.

Il y a environ deux ans, un habitant d'une commune voisine m'amenait son enfant atteint d'une coxalgie tuberculeuse. L'affection était grave, le traitement devait être long. Je conseillai, avant de rien entreprendre, d'aller demander un avis compétent à un éminent chirurgien de Genève, qui promit une guérison, à condition qu'on suivrait exactement le traitement habituel de cette affection.

Mais, comme on se trouvait à Genève, il était bien tentant d'aller frapper à la porte de l'illustre somnambule pour lui demander son avis extra-lucide. C'est ce qu'ils firent, et la somnambule, ayant diagnostiqué « une névralgie du grand nerf de la jambe », prescrivit, du haut de son trépied sibyllin, force pommades qui furent consciencieusement appliquées sur le membre malade par les parents, hypnotisés eux aussi par la réputation régionale de la pythonisse.

Trois mois après, l'articulation était en pleine suppuration, et la petite malade allait mourir à l'hôpital de la Charité de Lyon, où, enfin, mais trop tard, hélas ! les parents s'étaient décidés à la conduire.

La célèbre somnambule avait tué l'enfant d'une façon qui, pour être extra-lucide, n'en reste pas moins aussi inexcusable qu'un vulgaire assassinat.

Méditez cet exemple, — qui malheureusement n'est pas unique : — on pourrait faire un gros livre rien qu'avec des citations de faits semblables.

Mais avant de terminer cette conférence, un scrupule me vient à l'esprit, et j'ai peur d'avoir *suggéré*, — en déclarant que presque tout le monde pouvait être hypnotiseur ou hypnotisé, — à quelques-uns d'entre vous l'idée d'essayer de cette étrange méthode.

Aussi, je tiens essentiellement à vous dire que cette méthode employée par des personnes inexpérimentées est loin d'être exempte de dangers, et le récit de tous les accidents auxquels elle a donné lieu serait aussi monotone que les litanies de la Vierge. Qu'il me suffise de vous dire qu'après une séance d'hypnotisme on a observé des convulsions, l'idiotisme, la folie furieuse, l'épilepsie, la production de véritables névroses, latentes jusque-là, qui n'attendaient qu'une semblable occasion pour éclater.

C'est pourquoi les séances publiques d'hypnotisme sont aujourd'hui prohibées un peu partout, et que cette méthode thérapeutique a été interdite aux médecins d'armée. Le médecin expérimente pour guérir ; il agit sur les animaux d'abord, puis sur les malades désespérés qui demandent eux-mêmes à cor et à cris l'application des méthodes nouvelles.

A la Salpétrière, on n'opère que sur les détraqués ; il est inutile d'en faire : il y en a déjà assez dans la société. C'est même ce choix spécial qui a pu faire croire à certaines personnes que les détraqués, les hystériques seuls étaient hypnotisables.

Méfiez-vous donc de l'hypnotisme, et s'il vous prenait un jour la fantaisie de devenir hypnotiseur, souvenez-vous de tous les accidents qui peuvent survenir : il ne faut pas jouer avec le feu, dit le proverbe.

Quittant le domaine purement médical du somnambulisme, que faut-il penser, me direz-vous, de la prévision de l'avenir et de la vue à travers les corps opaques, tel ce Danois qui lisait le Talmud à travers la couverture du volume où il était imprimé, de la transmission de la pensée qui passait au moyen âge pour un signe de possession diabolique ? En effet, le père Surin, énumérant les signes de possession chez les Ursulines de Loudun, dit qu'elles voyaient les pensées les plus secrètes et obéissaient aux ordres qui leur étaient *mentalement* donnés par ceux qui avaient de l'influence sur elles. Plus tard, les convulsionnaires de Saint-Médard et les trembleurs des Cévennes présentèrent les mêmes phénomènes, et on peut lire, dans les mémoires de la célèbre Mme Guyon, l'amie de Fénelon, qu'elle lisait dans la pensée de son confesseur et que celui-ci lisait dans la sienne.

Ces faits ont été admis par beaucoup d'observateurs de grand mérite, tels que Pierre Janet, Camille Flammarion, Papus, etc.

Cependant, pour ne pas douter ou sourire de pitié, il est bon, en présence de ces faits merveilleux de divination, de contagion de la pensée, de méditer cette phrase d'Arago : « Celui qui, en dehors des mathématiques pures, prononce le mot *impossible,* manque de prudence ».

En attendant que ces faits soient plus amplement vérifiés, il faut beaucoup se défier de la simulation et des simulateurs. Souvenons-nous de l'expérience suivante, contée par le docteur Foveau de Courmelles :

« Un magnétiseur, dont le sujet lit à merveille les yeux bandés lorsqu'il est en présence d'un nombreux public, vint un jour tenter un essai de ce genre dans le cabinet d'un médecin qui s'occupait beaucoup de cette question. Celui-ci recopia une douzaine de phrases, extraites de livres divers, sur douze feuilles identiques de papier, les introduisit chacune dans une enveloppe et cacheta le tout à ses armes. Le sujet essaya de lire à trois reprises différentes, et comme il s'agissait d'une somme relativement importante à gagner, il y mit tous ses efforts, *sans réussir* Il était donc probable qu'un peu de lumière arrivait obliquement à ses yeux dans les expériences publiques. »

Le docteur Foveau de Courmelles eu l'idée d'essayer les lunettes noires ou le bandeau ouaté qui servait au sujet : *il réussit toujours à lire,* la lumière lui arrivant de côté.

Ce sujet, qui faisait courir le Tout-Paris élegant, n'était donc qu'un banal simulateur !

On peut aussi expliquer *scientifiquement* cette puissance de *divination* que certains prestidigitateurs semblent avoir possédé à un haut degré. Tel est Onofroff, qui eut un si grand succès, il y a quelques années, à la salle des Capucines. Loin de lui on perpétrait un assassinat imaginaire ; on désignait la victime, le criminel ; on cachait l'arme. Puis une personne, *témoin des faits,* prenait par la main Onofroff, les yeux bandés, et celui-ci découvrait tout, la victime, le criminel et le poignard. *Il fallait fixer sa pensée,* sinon il manquait au prestidigitateur le fil d'Ariane, permettant la réussite de l'expérience.

MM. Ch. Richet et Gley ont étudié cette question et, au moyen d'appareils enregistreurs, ils ont démontré clairement que, pendant toute la durée de l'expérience, il se produit dans la main du sujet

servant de conducteur au prestidigitateur des contractions fibri-
laires, de petits mouvements de pression, et chez d'autres une sorte
de mouvement de traction de la main et de tout le bras. Ces mouvements augmentent d'intensité quand on approche de l'objet ; puis,
quand on est devant, ils cessent tout à coup..

C'est grâce à ces petites contractions involontaires se passant
dans la main du sujet conducteur et cessant brusquement en face
de la personne ou de l'objet cherché, qu'Onofroff semblait être doué
d'une lucidité merveilleuse.

« En réalité, disent Binet et Féré, il n'y a point, en de tels cas,
communication par la pensée, mais *par des signes* imperceptibles
que le somnambule saisit avec une acuité de perception inouïe. »

Je vous ai cité, Messieurs, ces quelques faits pour vous montrer
avec quelle rigueur scientifique on pouvait expliquer tous ces phénomènes qui, à première vue, semblent tout à fait inexplicables,
tellement ils tiennent du merveilleux.

Donc, quand vous entendrez parler de ces histoires merveilleuses
et fantastiques, méfiez-vous de l'imagination, cette puissante évo-
catrice de fantasmagories et de prodiges, et s'il vous arrivait
d'assister à des scènes de « prestidigitation hypnotique », soyez
encore plus sceptique que saint Thomas : ne croyez même pas à
ce que vos yeux auront vu, à ce que vos mains auront touché ;
nos sens sont sujets à l'erreur, et souvent nos visions ne sont que
mirages, dont il faut se défier, — autant que le Touareg errant
du désert.

Quoique l'heure soit déjà fort avancée, je ne veux point quitter
ce domaine du merveilleux, — pays enchanté des somnambules et
des sorciers, — sans vous conter une très véridique histoire de
sorcellerie, ample matière à commentaires fort suggestifs. Je vais
vous la lire telle que Debombourg l'a consignée dans son *Analyse
historique des Archives communales du Bugey,* d'après un travail de
M. le sénateur Mercier, et je profiterai de cette lecture pour

en tirer au fur et à mesure les précieux enseignements qu'elle comporte :

LA SORCIÈRE DU POIZAT

Le dimanche 12 mai 1647, le curial de Nantua, accompagné d'une grande et forte fille du village du Poizat, vint frapper à la porte de maître Jantet, juge de la terre de Nantua, et lui présenta comme sorcière la femme qui l'accompagnait.

Cette fille, nommée Jeanne, était venue d'elle-même s'accuser de sorcellerie et se mettre entre les mains de la Justice, disant qu'elle venait se faire brûler comme sorcière (*).

Le juge, craignant que cette malheureuse ne fut poussée à cette démarche par quelqu'acte de désespoir ou de folie, la considéra attentivement, la fit asseoir et lui dit, pour l'embarrasser, qu'il ignorait qu'il y eut des sorciers et qu'il ne savait pas ce que c'était que d'être sorcière.

Jeanne, sans hésitation aucune, répondit qu'il y avait des sorciers, et qu'être sorcière c'était renoncer à Dieu pour se donner

---

(*) Cette Jeanne était simplement une hystérique qui s'accusait pour se rendre intéressante. « La femme hystérique, dit Dieulafoy, est exagérée en toute chose ; volontiers elle se donne en spectacle ; il faut qu'on s'occupe d'elle et, pour se rendre intéressante, elle imagine toutes sortes de *simulations* ; elle est capable des actes les plus répugnants. Les hystériques sont malicieuses, perverses, dissimulées, menteuses ; elles ne savent qu'inventer pour qu'on s'occupe d'elles ; elles jettent le désespoir dans leur famille en annonçant qu'elles veulent se tuer, alors qu'elles n'en ont aucune envie ; *elles s'accusent d'actes qu'elles n'ont pas commis ;* elles font traîner des innocents devant les tribunaux, quand elles ne les ont pas fait traîner sur un bûcher, comme ce malheureux Urbain Grandier, que les religieuses Augustines de Loudun accusaient de crimes imaginaires. »

au diable et aller au sabbat comme elle avait fait ; que, pour elle, elle était véritablement sorcière.

A cette nouvelle déclaration, maître Jantet l'engagea à se tenir toujours en présence de Dieu, à ne point redouter les tentations de Satan, et la remit à son greffier, M. Prost, pour la faire garder jusqu'au lendemain. Le juge pria en outre le révérend père Cappon de voir cette fille et de tâcher de lui remettre l'esprit, si quelque chagrin ou désespoir l'avait portée à s'accuser d'être sorcière ; et, dans le cas où elle le serait véritablement, de l'engager à demander à Dieu la force de résister aux pièges du démon.

Le mardi 14 mai, Jeanne fut traduite de nouveau par-devant son juge, mais, soit réflexion ou conseil, à la demande que lui fit le magistrat si elle persistait toujours dans ses aveux du dimanche, elle répondit en souriant qu'elle avait avoué, il est vrai, qu'elle était sorcière, mais qu'elle ne l'était pas ; que si elle avait demandé à être brûlée, c'est qu'elle était convaincue qu'elle ne devait jamais mourir.

A cette assertion, le juge lui répondit qu'il était charmé de son immortalité. Puis, la faisant asseoir, il lui fit réciter un acte de foi et de croyance et l'engagea à lever la main pour prêter serment de ne dire que la vérité. Jeanne refusa d'acquiescer à cette demande qui, répétée une deuxième et une troisième fois, se changea en un ordre impératif au nom de Dieu, avec aspersion d'eau bénite ; alors seulement l'accusée se leva et prêta serment en tremblant.

Ensuite elle avoua de nouveau qu'elle était sorcière et qu'elle se livrait entre les mains de la justice pour expier sa faute et en demander pardon à Dieu.

Maître Jantet exhorta Jeanne à ne rien dire ni faire par crainte ou désespoir ; il lui dit que, puisqu'elle s'était mise entre les mains de la justice, on consulterait son bon droit et son innocence, et que si elle n'était point sorcière, si elle n'avait ni vu ni connu le diable elle ne devait pas le dire, sinon qu'elle serait homicide d'elle-même, et que si elle subissait la mort en s'accusant d'un crime dont elle était innocente, au lieu de faire son salut elle ferait son malheur éternel.

Jeanne répondit que si cela n'était pas vrai, elle ne l'affirmerait pas ; que si elle le répète c'est pour sauver son âme.

Le magistrat ayant encore fait semblant de douter qu'il y eût des sorciers en lui disant qu'il ne savait pas ce que c'était que d'être sorcière, l'accusée persista dans ses premiers aveux et dit qu'être sorcière c'était délaisser Dieu pour se donner au diable et aller au sabbat.

A la question qui lui fut faite de dire pourquoi elle avait quitté Dieu, elle répondit qu'elle l'avait abandonné parce qu'elle avait été mal conseillée, et qu'elle s'était donnée au diable dans la nuit du 7 septembre 1646.

Le juge lui demanda ensuite de quelle façon et en quel lieu elle s'était donnée au diable, la sorcière répondit en ces termes :

« Dans le courant du mois de septembre, j'étais toute seule près de la montagne du Saugey, dans une grange qui appartient à mon frère. Sur les quatre heures du soir, il me vint une pensée qui me fit perdre la confiance que je devais avoir en Dieu. Cette pensée me disait qu'il valait mieux être au démon qu'à Dieu. Plus tard, je sortis de la grange pour faire quelque chose ; il était près de minuit : j'aperçus un feu contre la montagne à une portée de mousquet de l'endroit où j'étais. Une curiosité et un désir plus forts que moi me firent aller vers ce feu, où je trouvais un grand nombre d'hommes et de femmes masqués qui dansaient.

» M'étant approchée, je vis un homme tout habillé de noir, qui avait la figure basanée et qui était assis sur une chèvre. Il m'appela en me disant : *Viens çà* ; j'allai à lui et lui demandai qui il était ; il me répondit que je n'avais que faire de savoir qui il était ; que cependant il voulait bien me dire qu'il était le diable et que j'eusse à me donner à lui.

» A cette demande, je n'eus aucune frayeur et je lui dis que je me donnais à lui. A ces mots, les danses cessèrent tout à coup ; l'homme noir se leva, mit dans le feu un fer qu'il retira peu après tout brûlant ; et m'ayant fait lever le pied gauche, il me marqua sous la plante du pied en me disant : *Tu es à moi !*

» Alors ceux qui avaient cessé leurs danses lorsque je m'étais donnée au démon se mirent à manger d'un certain pain dont je mangeai avec eux après que le diable me l'eut commandé. Quelque temps après, on se sépara, et je retournai dans la grange de mon frère. Je songeai alors à ce que je venais de faire, et je reconnus que j'avais mal agi d'avoir quitté Dieu pour me donner au diable, mais il n'était plus temps de m'en repentir. » (*)

A des détails si précis, le juge comprit qu'il avait réellement une sorcière devant lui, et lui demanda si depuis le jour où elle s'était donnée au diable elle était allée souvent au sabbat, ce qu'on y faisait, si elle n'avait connu personne de ceux qui y étaient, si le diable y assistait toujours et sous quelle forme.

A ces questions, Jeanne répondit que depuis le mois de septembre 1646 jusqu'au mercredi 8 mai 1647 elle était allée chaque semaine au sabbat, dans la nuit du mercredi au jeudi ; qu'elle n'y avait reconnu personne, attendu que tout le monde était masqué ; que le diable y assistait toujours, soit sous la forme d'homme, soit sous celle de bouc ; quand le démon était sous la première forme, il était assis sur une chèvre, et lorsqu'il paraissait sous la seconde il s'asseyait sur ses cuisses, près de la chèvre ; que, toutes les fois qu'on se séparait, le diable recommandait aux sorciers de faire

---

(*) La plupart des hystériques ont des hallucinations. « Ainsi telle femme calme et tranquille, occupée à lire ou à travailler, se lève brusquement, pousse des cris, croyant voir des bêtes fantastiques sur le mur ou sur le parquet. Le délire érotique et religieux leur est familier et les conduit parfois à la démence. — (Dieulafoy).

beaucoup, beaucoup de mal et de ne pas manquer de venir au sabbat suivant, mais, avant de le quitter, chaque sorcier ou sorcière va l'embrasser et le baiser au visage s'il est sous la forme d'homme, et baiser la chèvre sous la queue, s'il se trouve sous forme de bouc.

On lui demanda ensuite ce qui l'avait engagée à venir le dimanche 12 mai se mettre entre les mains de la Justice pour déclarer son crime, s'accuser volontairement d'être sorcière, et pourquoi ensuite elle avait voulu se dédire lorsqu'elle fut amenée de nouveau devant le juge.

Elle répondit qu'elle fut touchée de sa faute le dimanche précédent, et qu'étant sortie de la grange pour aller à la messe, elle eut une inspiration qui lui dit qu'elle avait mal fait de quitter Dieu pour se donner au diable, ce qui l'arrêta tout court ; et qu'au lieu de suivre le chemin qui mène à l'église de Lalleyriat, elle prit la route de Nantua pour demander à la Justice le moyen de retourner à Dieu et de se faire châtier de son crime ; qu'après qu'on l'eût fait remettre entre les mains du révérend père Cappon et qu'elle se fût confessée, il lui vint l'appréhension de faire déshonneur à ses parents et de souffrir beaucoup ; qu'en affirmant que quelque chose dans le cœur lui disait qu'elle vivrait toujours, elle espérait par ce moyen se retirer des mains de la Justice, et qu'en désavouant qu'elle fut sorcière, elle croyait qu'on la renverrait.

Le juge lui ayant demandé pourquoi elle allait à la messe puisqu'elle s'était donnée au diable, elle répondit que, sans cesse tourmentée par son frère, sa belle-sœur et ses voisins, elle allait à la messe ; mais que, là, elle ne pensait qu'au diable ; qu'elle disait son *pater* et son *ave* sur son chapelet à l'intention du diable, et que, lorsque le prêtre élevait la sainte hostie, au lieu d'adorer Dieu, elle invoquait le démon.

Malgré ces aveux réitérés, le juge ne s'en tint pas aux déclarations personnelles de Jeanne, il s'entoura au contraire de tous les renseignements propres à bien établir la culpabilité de l'accusée ou à prouver son innocence.

Le juge donc se transporta à Lalleyriat et, durant trois jours, il entendit les témoins et recueillit avec soin les dépositions. Rien n'est curieux comme cette information du juge de la terre de Nantua, mandant par-devant lui ces braves gens du Poizat qui n'osaient trop avouer ce qu'ils savaient par crainte de la sorcière.

Voici quelques dépositions :

Pierrette Pernod-Miland, femme Assumel, dit que son mari et elle étant allés travailler aux champs, en un endroit appelé *la Finaz-Mortaz,* elle porta un berceau où était son enfant, âgé de six à sept mois ; qu'elle plaça le berceau derrière un buisson, près d'un tas de pierres, pour le garantir du vent ; qu'elle a bien vu ladite Jeanne s'approcher du berceau à une distance de sept à huit pas, mais que si elle s'est approchée davantage, elle n'y a pas fait attention ; que cependant, quelques jours après, son enfant a pris une maladie qui l'a couvert de taches rouges et noires ; qu'il faisait des contorsions comme un possédé et qu'il est mort dans un état si misérable que c'était pitié (*).

Clauda Berod dépose qu'elle a entendu souvent dire à Jeanne qu'elle était fille perdue et qu'elle ne mourrait jamais, et qu'alors elle pleurait et se lamentait.

Jeannette Boyard, domestique d'Etienne Allombert, dépose que, depuis deux ans qu'elle habite avec l'accusée la grange du Saugey, elle n'a rien remarqué en elle de mauvais ; seulement que, depuis les moissons, elle a vu ladite Jeanne changer de caractère, et qu'un dimanche où elles étaient fort tard au lit, elle se jeta sur elle en pleurant et en lui disant : *Je me suis perdue, et par mon plaisir ;* que chaque fois qu'on l'engageait d'aller à la messe, elle se fâchait et disait : *Que chacun pense à soi ;* que sa belle-sœur l'ayant grondée sur son absence de quatre jours dans la montagne du

---

(*) Il s'agissait d'une fièvre éruptive quelconque, scarlatine, variole ou purpura, et ces « contorsions de possédé » n'étaient que des convulsions qui surviennent fréquemment dans ces maladies.

Saugey, elle répondit : *Je vais où ma tête me mène ; ne me croyez point folle, car c'est moi qui ai maléficié votre petite qui a été enflée durant huit jours* ; que, depuis ce temps, elle Jeannette Boyard, n'osa plus se trouver seule avec l'accusée ; que les cheveux lui dressaient de peur lorsqu'elle la voyait et qu'elle allait coucher dans une grange voisine pour ne pas rester avec elle.

Jean Béatrix, bourgeois de Nantua, parrain de Jeanne, dit qu'il la rencontra vers la *Croix des Morts*, qui est entre Lalleyriat et Poizat, et qu'il lui dit : *Jeanne, vous ne faites rien qui vaille d'aller tant les bois et faire comme vous faites.* Elle lui répondit : *Je suis fille perdue, j'ai le diable au corps. — Pour avoir le diable au corps vous n'êtes pas perdue,* lui dis-je ; *si vous vous êtes donnée au diable et que vous soyez sorcière, il y a du danger en cela, et vous devez vous adresser à M. le Curé qui vous y donnera bon conseil, ou à la Justice.* Jeanne ne me répondit rien, mais elle me regarda d'une manière affreuse et suivit son chemin du côté du Poizat. Deux ou trois jours après, j'ai appris qu'elle était allée à Nantua pour s'accuser d'être sorcière.

Benoîte Clerc, femme d'Antoine Allombert, dit aussi qu'elle a entendu dire à Jeanne en s'adressant à son frère : *Tue-moi, ou je vous ferai vergogne* (déshonneur) ; qu'il y a trois semaines, lorsque son frère la pressait d'aller à la messe, elle sortit par le derrière de la maison, descendit un pré et alla s'asseoir contre une palissade où la domestique de son frère l'alla chercher et lui dit : *Jeanne, tu n'es pas sage ; tu nous feras vergogne si Dieu n'y aide ; tu ne devrais pas quitter la maison de ton frère,* et que Jeanne ne lui répondit autre chose, sinon qu'elle était fille perdue et qu'on la laissât.

Enfin Magdeleine Poncet, belle-sœur de Jeanne, dit que l'accusée lui avait dit avoir maléficié son enfant ; qu'elle ne voulait pas y croire, mais que, depuis, elle avait grand'peur de laisser son enfant seul avec sa belle-sœur ; que le jour où son mari la ramena à la grange après quatre jours d'absence, elle lui dit qu'elle leur ferait honte et vergogne si elle ne vivait mieux qu'elle ne faisait, et que

Jeanne répondit : *Tuez-moi et vous empêcherez que je ne vous fasse honte et vergogne, car je me suis donnée au diable et je suis sorcière; que l'on ne me regarde pas au-dessous de la cheville du pied, car on me trouverait marquée : je suis une fille perdue et damnée.*

Le témoin dit en outre que Jeanne lui avait déclaré que le diable lui avait donné de la graisse noire pour commettre ses maléfices, et qu'en la lui donnant il lui avait dit que cette graisse la préserverait d'être pendue, et qu'on ne pourrait l'étrangler si la Justice s'emparait d'elle ; qu'on ne pourrait la faire mourir qu'en lui coupant la tête ; qu'elle, Magdeleine Poncet, avait bien cherché la graisse noire dans le coffre de Jeanne, mais qu'elle n'avait rien trouvé, le diable l'ayant sans doute enlevée.

Après cette information minutieuse, le juge fit venir tous les témoins à Nantua et les confronta avec Jeanne qui les reconnut tous, certifia la vérité de leurs dépositions et demanda pardon aux Assumel et à sa belle-sœur de la maladie qu'elle avait occasionnée à leur enfant en leur crachant dessus par pure malice et pour obéir à Satan.

Dans cette confrontation, l'accusée fut très explicite sur les actes immoraux qui se passait au sabbat, et avoua y avoir pris part dès qu'elle se fut donnée au diable, qui la garda pour lui comme la dernière arrivée (*).

Mais, après ce grave et dernier aveu, Jeanne dit qu'elle ne parlerait plus, qu'on devait tout savoir puisqu'on avait tout écrit, et que, d'ailleurs, elle ne ferait que répéter ce qu'elle avait si souvent avoué.

On cessa alors les interrogatoires, mais on soumit alors la malheureuse à une autre épreuve, celle de la vérification de la marque du diable qu'elle disait lui avoir été faite par lui avec un fer chaud.

(*) Délire érotique, fréquent chez les hystériques.

Mais laissons parler le procès-verbal de cette vérification curieuse :

« Nous, Jean-Pierre Jantèt, docteur en droit, juge de la terre de
» Nantua, à tous qu'il appartiendra savoir faisons, qu'ensuitte de
» nostre ordonnance du septiesme de ce mois, avons fait venir
» par-devant nous, dans la sale du seigneur prieur dudit Nantua,
» l'accusée Jeanne, aux fins de procéder à la recognoissance de la
» marque par elle confessée. A quoi elle s'est vollontairement
» soubmise et exposée, et apprès luy avoir fait barder les yeux
» en présence de maître Charles-Emmanuel Barbier, habitant dudit
» Nantua, expert en chirurgie et pharmatie, l'avons interpellé de
» nous indiquer l'endroit où est ladite marque. Elle nous a fait
» voir avec le doigt une marque sous le pied gauche, qui est la
» mesme qu'elle nous montra le quinziesme de mai dernier, ainsi
» qu'il est rapporté en nostre verbal dudit jour ; à laquelle marque
» ayant fait appliquer les éguilles de chirurgie par ledit M. Barbier,
» il nous a dit que ladite marque estait d'une nature fort difficile
» à juger, d'austant qu'elle surpasse nostre nature ; car en ladite
» marque qui est située en la partie moyenne et un peu externe en
» la plante du pied gauche, un peu longue, en forme d'une petite
» olive, tirant de la partie externe à l'intérieur, de colleur noire,
» semblable à la plaie que fait un costère potential, mais bien
» différente en effet, d'austant que la plaie du costère potential
» supure en peu de temps, et ladite marque ne fait paroistre
» auscune supuration, d'austant qu'il croit, comme il nous a dit,
» que la cause procède d'un feu plus puissant que le nostre, qui
» lui a levé tout sentiment, ainsi que nous l'avons recogneu avec
» ledit M. Barbier lorsqu'il y a appliqué son éguille (*). N'ayant
» ladite accusée tesmoigné auscun ressentiment des piqures faites

---

(*) C'est précisément cette insensibilité, cette *anesthésie de la marque* qui
prouve qu'on avait bien affaire à une hystérique. Je vous ai dit, en cette conférence, que par suggestion on pouvait produire : une bulle pleine de sérosité,
comme si on avait réellement appliqué un vésicatoire, des sueurs de sang et
même de véritables plaies, dont le caractère essentiel est *d'être insensibles*. Ces

» tant dans le milieu de ladite marque que dans toute sa circonfé-
» rance quoy que ledit M. Barbier ayt poussé son aiguille dans
» ladite marque et circonférance plus avant que la partie où elle
» est faite ne peut souffrir et endurer. Ce qui nous a esté notoire-
» ment recogneu lorsque nous lui avons fait appliquer ladite éguille
» aux autres endroits en la plante du pied, ladite Jeanne nous
» ayant fait cognoistre, tant par sa parolle que par ses actions,
» qu'elle y estoit sensible et ressentoit le mal qu'on luy faisoit en
» en la piquant.

» En regard se voit la figure de ladite marque.

» De quoy nous avons dressé le présent procès-verbal le dou-
» ziesme de juin 1647.

      » JANTET,   BARBIER,   PROST,
       » *juge.*   *chirurgien.*   *greffier.* »

L'instruction terminée, Jeanne fut enfin traduite par-devant ses
juges, et le procureur d'office, M. Duport, tâcha, dans son réquisitoire, de prouver la culpabilité patente de l'accusée. Nous allons
extraire de ses conclusions définitives quelques phrases curieuses
qui montrent la crédulité de l'époque sur la sorcellerie.

« L'expérience, autant funeste que familière, a dès longtemps
» fortifié cette vérité constante : Qu'il y a des véritables sorciers
» et magiciens, et qu'on n'en peut douter sans diminuer une infinité
» de témoignages authentiques des sacrez cahyers et profanes, et
» combattre la croyance de l'Eglise »....

« .... D'ailleurs, on remarque que les femmes sont plutôt sor-
» cières et en plus grand nombre que les hommes, parce que c'est

---

faits expliquent bien ce phénomène du pied qui devait si fort étonner les juges
de cette époque. Il n'y avait là ni miracle, ni supercherie; il n'y avait qu'une
malheureuse hystérique arrivée par l'*imagination* à l'état dans lequel les suggestions réussissent.

» un sexe fragile qui répute et tient souvent les suggestions démo-
» niaques pour divines ; elles se forgent plusieurs songes qu'elles
» croyent véritables, joint qu'elles abondent plus en passions aspres
» et véhémentes, et entretiennent plus obstinément leurs imagina-
» tions ».....

« ..... Les unes (les sorcières) sont seulement travailléez
» d'illusions et s'addonent aux venins, et les autres sont celles qui
» ont fait une renonciation expresse à Jésus-Christ et se sont
» donnéez à Satan ; et celles-cy font plusieurs méchancetés et sont
» transportéez aux assemblées nocturnes du sabbath. »

Enfin M. Duport termine ainsi son réquisitoire :

« Quant à la peine deüe à ce crime, qui est le plus énorme et
» abominable de tous, contenant en soy une Iliade de crimes dé-
» testables, à savoir : l'apostazie, l'idolâtrie, le sacrilège, l'adultère,
» l'inceste, le blasphème, veüe et hommage au diable, etc.

» C'est pourquoi ledit procureur d'office concluc à ce que, pour
» réparation des cas de sortilège et maléfice mentionnéz au procès
» dont l'accusée sera déclarée düement coupable, atteinte et convain-
» cue, elle soit condampnée à estre livrée ès-mains de l'exécuteur de
» la haute Justice, menée en chemise et pieds nus au-devant la
» grande porte de l'église paroissiale de Nantua, tenant en main
» une torche ardente, et là, faire amende honorable, dire et déclarer
» que, par une abominable impiété, elle a oublié Dieu et l'a re-
» noncé, s'est laissée séduire et tromper par le diable, l'a servy et
» adoré, s'en repent et en demande pardon à Dieu, au Roy et à la
» Justice ; et, ce fait, estre conduite par ledit exécuteur au lieu
» accoutumé pour y estre pendue et étranglée à une potence qui,
» pour cet effet, sera dressée, et, son corps mort, ars et brûlé, et
» la cendre jettée au vent. Condampnée, en outre, en l'amende de
» cent livres envers la Justice et aux frais du procès, et avant
» qu'estre exécutée sera présentée à la question pour avoir révé-
» lation des complices. »

Cette terrible sentence fut exécutée, et Jeanne disait en allant au supplice qu'elle voyait bien présentement que le diable l'avait trompée en lui disant qu'elle ne serait jamais pendue.

Cette intéressante et longue procédure, cet interrogatoire et la condamnation de la pauvre fille du Poizat ne vous montrent que trop bien les croyances de cette époque à la sorcellerie. Nantua brûlait Jeanne en même temps que Paris jetait sur le bûcher, autant comme sorcières que comme complices de la Brinvillers, deux malheureuses devineresses, la Vigouroux et la Voisin, accusées d'avoir fait apparaître le diable dans un cercle magique, en présence de Monsieur, frère du roi, et du cardinal de Bouillon. A Paris pas plus qu'à Nantua on ne trouvait cette thérapeutique un peu.... violente, et c'est avec une désinvolture charmante que Madame de Sévigné raconte le supplice de la Voisin :

« .... A cinq heures, on la lia et, avec une torche à la main, elle parut dans le tombereau, habillée de blanc : c'est une sorte d'habit pour être brûlée. Elle était fort rouge, et l'on voyait qu'elle repoussait le confesseur et le crucifix avec violence. Nous la vîmes passer à l'hôtel de Sully, Mme de Chaulnes, Mme de Sully, la comtesse et bien d'autres. A Notre-Dame, elle ne voulut jamais prononcer l'amende honorable et, à la Grève, elle se défendit autant qu'elle put de sortir du tombereau. On la tira de force et on la mit sur le bûcher, assise et liée avec du fer. On la couvrit de paille, elle jura beaucoup ; elle repoussa la paille cinq ou six fois, mais enfin le feu s'augmenta et on la perdit de vue. Les cendres sont en l'air présentement. Voilà la mort de Mme Voisin, célèbre par ses crimes et par son impiété. »

Comme vous le voyez, j'avais bien raison, au début de cette conférence, de vous dire que les idées, évoluant sans cesse, changent avec les époques, n'ayant entre elles, dans toutes leurs évolutions successives, d'autre nœud qu'un fil, « ce fil qui s'atténue quelquefois au point de devenir invisible, mais qui ne casse jamais, le grand fil mystérieux du labyrinthe humain, le Progrès ». (Victor Hugo.)

Aujourd'hui, on ne trouverait plus à Paris, — voire même à

Nantua, — un « expert en chirurgie et en pharmatie » pour certifier, comme cet étonnant maître Barbier, avec ses « éguilles de chirurgie », que la « marque » sous le pied gauche de la malheureuse Jeanne « procédait d'un feu plus puissant que le nostre » et ne pouvait qu'avoir été faite par le fer rougi au feu infernal par l'homme noir de la montagne du Saugey,

> Satan, ce braconnier de la forêt de Dieu.

Pauvre Jeanne, petit esprit malade, que n'as-tu vêcu au siècle d'un Charcot, au lieu d'être née en un siècle qui, même à son déclin,

> Quand Maintenon jetait sur la France ravie
> L'ombre douce et la paix de ses coiffes de lin,

dressait encore des bûchers à de pauvres filles hallucinées qui croyaient naïvement à la réalité des visions écloses de leur cerveau dégénéré. — *Ægri somnia !* Songes de malades que tout cela ! dirait avec le poète latin le thérapeute moderne.

Février 1896.

NANTUA, IMPRIMERIE ARÈNE